60歳からの脳トレ

もの忘れ、
認知症にならない

常識思い出しテスト

ど忘れ現象を防ぐ会 編

楽しみながら
脳のリハビリ
全589問

コスモ21

◎あなたの常識は正しいですか、勘違いしていませんか？
――はじめに

常識とは、社会の一員として誰もがもっている価値観や知識です。つまり、昔から日本人として当たり前と思っている知識、社会人として当然知っているはずの事柄です。

しかしこの常識、普段はとくに意識していませんが、これが問題なのです。と言うのも、常識と思い込んでいたのに実は勘違いしていた、とか、正しいと思い込んでいたのに、実は誤解していると指摘され、思わぬ恥をかき、顔が真っ赤になった経験もあるのでは……。

日本では、戦後生まれの団塊世代以降、極端な核家族化が進み、本来なら祖父母や両親に普通に教えてもらっていた生活の知恵や近所付き合いのマナー、歳時・冠婚葬祭のしきたりなども、希薄になっています。

そんな状況に陥っている今こそ、日本人としての常識をチェックする事が肝要なのではないでしょうか。

長い間、当たり前すぎて意識しなかった常識を、今思い出し、言葉にしてみましょう。あるいは今まで勘違いしていた知識を、この機会に正しく覚え、若い世代に伝えていきましょう。

古き良き日本の習慣や常識を思い出すことは、ボケを防ぎ、脳を再び活性化することに役立ちます。

ただ、時代の移り変わりとともに、言葉のもつ意味やそれまで常識とされてきた事も変わる場合があります。そこは柔軟に対処しましょう。

わからない、思い出せない問題はすぐにあきらめず、時間をおいてから再チャレンジしましょう。

それでもダメなら、辞書やネットで調べるようにします。いきなり答えを見てしまっては、脳のサビはとれません。

さあ、社会で活躍してきた読者の皆さん、日本人としての集大成とも言える「常識度」を本書でチェックしましょう。

ど忘れ現象を防ぐ会

もくじ … もの忘れ、認知症にならない 常識 思い出しテスト

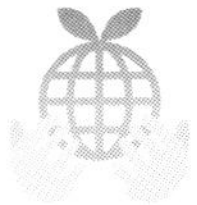

…第1章…

漢字には強いけれどカタカナに弱い？

今さら聞けないカタカナ・外来語編 全123問

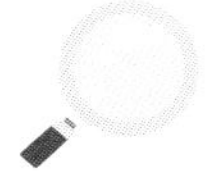

…第2章…

いつも見ているのに、なぜか言葉が出てこない？

テレビ・新聞に出てくる用語常識編 全162問

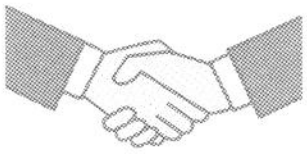

…第3章…
社会人として合格、それとも不合格？
社会人としてのマナー&常識編 全178問 …… 73

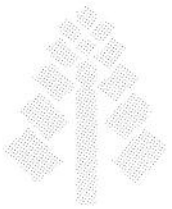

…第4章…
お付き合いや人生の節目で恥をかいているかも？
冠婚葬祭・歳時のマナー&常識編 全126問 …… 113

カバーデザイン▼オリーブグリーン
製作協力▼吉際企画
企画編集協力▼オフィス朋友

… 第1章 …

漢字には強いけれど
カタカナに弱い?

今さら聞けない
カタカナ・外来語編

全123問

――自己採点しましょう――

正解は、漢字、ひらがな、カタカナ、数字とそれぞれですが、
漢字の個所は、ひらがなでも正解とします。

▷100 問正解 …… ★★★【大変よくできました】

▷ 75 問正解 …… ★★☆【よくできました】

▷ 50問正解 …… ★☆☆【もう少し頑張りましょう】

暮らしの用語常識【43問】

1
「○○○○ダクション」とは、序説や序論、音楽や映画の初めに背景等を紹介する導入部の事です。

2
任意に選びだすさま、無作為にするさま、手当たり次第にするさまを英語で「○○ランダム」と言います。

3
慈善や博愛の精神に基づいて行なわれる公益的な行為や活動（コンサートやショー等）を「○○○○○○」と呼びます。

4
「ブ○○」とは、インターネット上で自分のページをもち、日記のように情報を記し、公開できる機能の事です。

5
主にラジオ番組等で司会進行をする人を、英語で「○○○○○○○」と呼びます。

6

パソコンを動かす際にデータを一時的に記録する半導体を「メ○○○」と言い、大容量ほどたくさんの事ができます。

7

「○○○○フォン」は、入力機能がタッチパネル式の高機能携帯電話で、従来の携帯電話より多くのソフトを利用できます。

8

スーパー等の量販店が、独自に企画・開発し、メーカーに製造を依頼した商品を「○○○○○○ブランド」と呼びます。

9

報道等で、当時者の発言や談話を公表しない、あるいは非公式なものにする事を「○○○○」にすると言います。

10

「○○○レーション」とは複雑な問題を解決するため、実際と似た状態を作り、コンピュータ等を使い解析する模擬実験です。

11

「デ○○○○」とは、マンガやイラストで、対象物の外見的特徴や動作をより大げさに表現する事を指します。

12
アメリカで、通常の住宅ローンを借りられない人向けのローンが「○○○○イムローン」で、金融危機を引き起こしました。

13
「○○○アウト」とは、飲食店等から料理を持ち帰る事。最近では、専門店が増えました。

14
イタリアやフランスでもっともよく飲まれるコーヒーで、独特の抽出方法で濃厚な風味が特徴なのは「○○○○○○」です。

15
物事の本質や真髄の事で、狭義には植物や動物から抽出したエキスや精油等の事を「○○センス」と言います。

16
「アルコール○○○」とは、本来ならアルコールが含まれているはずの飲み物や食品に、それが含まれていない事です。

17
最近では、お菓子やケーキ、パイ等の甘いものを総称して「○○○○」と呼びます。

18

「○○○○○ト」とはビタミンやミネラル等を補給するための飲食物で、日本語では「栄養補助食品」です。

19

粘着性のある液体状で、ゼリーのような状態の事を「○○○」と呼びます。シャンプーや石鹸、整髪料に多い形態です。

20

「○○○○メント」とは髪の手入れ、またはその専用剤の事で、リンスより髪に作用する栄養分を多く含みます。

21

化粧品全般を指す言葉です。「○○○ティック」。また、化粧法、美容術にもこの言葉が用いられます。

22

足の爪に塗るマニキュアを「○○○キュア」と言います。足の見た目を美しくする方法の一つです。

23

「自然のまま」という意味で、細かく弱いウェーブのヘアスタイルを「○○○ジュ」と呼びます。不揃いさが魅力です。

24

「○○○○ルック」とはハーバード大学等、アメリカ東部の伝統校の学生が愛用した服装に似た、ファッションの事です。

25

エビやカニ類のキチン質に含まれる天然アミノ糖で、関節症に効果があると言われているその物質は「○○○○ミン」です。

26

卵白を泡立てた食材、およびそれを用いた菓子の事を「メ○○○」と言います。なめらかな食感がでます。

27

「○○バッグ」とは、スーパーのレジ袋使用を減らすため、買い物客が持参する袋の事です。

28

本来は納得できる、妥当であるという意味。現在の日本では、ほぼ「価格が安い」という意なのが「○○○ナブル」です。

29

ストレスを解消し、薬や医師に頼らずに健康を回復・維持しようとする癒《いや》しを「○○○ング」と呼びます。

30

「○○○アート」とは、手足の爪に施す化粧や装飾の事です。自分で自分の爪を飾る創作作業を楽しむ人が増えています。

31

航空機等の燃料高騰分を運賃に転嫁するシステムを、「○○チャージ」と言います。

32

起こりうる災害の危険区域やその危険度、避難地や避難経路等が記されている被害予測図は「○○○○マップ」です。

33

注意していれば防げたはずの間違い、うっかりして見逃した誤りを「○○○○ミス」と呼び、試験等でよく見受けられます。

34

肉体的、精神的に衝撃的な体験をし、長い間それにとらわれてしまう事を心的外傷、英語で「○○○○」と言います。

35

1960年～70年代の学生運動に参加しなかった学生を、「○○○○」と呼びました。政治活動に関心のない人の事です。

36

「○○○○○」とは、もともとは写真の専門用語ですが、一般的には積極的である性格を表わします。反対語はネガティブ。

37

晴ればれしない落ち込んだ気分の事を、「○○○コリー」と呼びます。うつ病等の気分障害という意味も。

38

音や映像が次第に消えていく事を「○○○○アウト」と呼び、よく来ていた人物が次第に来なくなることも同じ言い方です。

39

「○○○○マンス」は性能、成果、演技等を表わす言葉ですが、一般には「人目を集めるための派手な行動」という意味です。

40

「○○○ローム」は、ある病気の場合に同時に起こる症状の事です。一連の関連のある事件や行動を指す場合も使われます。

41

電気やガス、上下水道、通信等、都市の生活維持基盤を「○○○ライン」と呼びます。

42

胃がんの発生に関係あるとされている細菌が、「ヘリコバクター・〇〇〇」です。

43

商品を販売する以外に、会員を勧誘するとリベートや組織内での昇進が得られる商法が「〇〇〇商法」です。

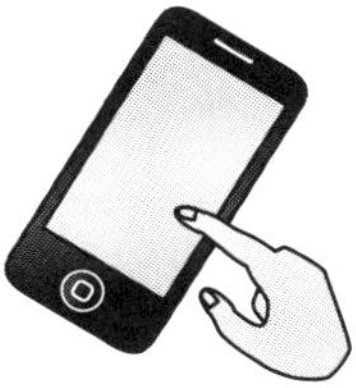

趣味・娯楽の用語常識【34問】

1 スキージャンパー・葛西紀明は「○○○○○」と呼ばれます。この言葉は「伝説」「神話」等を意味する英単語です。

2 焦ってにっちもさっちも行かなくなる状況を、若者言葉で「○○○る」と言います。別の意味で麻雀用語にもあります。

3 「○○ローする」は、ツイッター上で、他の人のつぶやきを常にチェックし、追うことです。

4 欲しいものを手に入れる、あるいはナンパに成功する事は、若者言葉で「○○○する」です。

5 セ・パ両リーグで行なわれるプレーオフを「○○○マックスシリーズ」と呼び、最終的な勝者が日本シリーズに出場。

6
「〇〇〇エージェント」になったプロ野球選手は、それまでの在籍球団に拘束されずに、自由に他の球団と契約できます。

7
オリンピックの直後に、同じ国で開催される障害者による世界最高峰の競技会を「〇〇〇〇ピック」と呼びます。

8
「〇〇リート」はスポーツ選手という意味で、主に陸上や水泳、球技等の選手の事で、由来はギリシャ語です。

9
スキーの滑降、大回転、回転等、坂を滑りおりる競技を称して「〇〇〇ン競技」と言います。

10
「〇〇ディックスキー競技」は、ジャンプ（飛躍）やクロスカントリースキー（距離）で争う競技です。

11
スキーのジャンプ競技で設定される「〇点」は、これより手前の着地で減点、超えて着地すれば加点される基準点の事です。

12

1周111・12mのトラックを数名の選手が滑り、順位を競う「○○○○トラック」は、「氷上の競輪」とも言われます。

13

「○○○サイズ」は英語で運動の意。肉体能力の維持・強化や健康保持などを目的とした肉体的な運動の総称です。

14

「○○○○○」はラグビーで試合終了の事。激戦の後でも、勝ち負けを超えて、お互いの健闘をたたえ合う精神を表わします。

15

購入者におまけをつける行為や、報奨金、割増金の事で、「高級な」という意味もあるのが「○○○アム」です。

16

伴奏なしで歌う事、あるいはその楽曲を「○○○○」と言います。無伴奏の独唱、合唱の意でも用いられます。

17

「○○グラ」とは、商業性を無視し作家や主宰者の思いを独自に主張する芸術、作品の事。マイナーな映画や演劇が主です。

18

自身の演技や芸、音楽、マジック等で観客を楽しませ、笑わせるのが「○○○○テイナー」です。

19

「自己陶酔」や「うぬぼれ」が強い人、という意味で使われるのが「○○シスト」という言葉です。

20

「○○○ニスト」とは、女性の権利拡大や男女平等を主張する人の事ですが、女性を大切にする男性にも使われます。

21

意味がない、ばかげている事を言う人を非難するとき、「○○○ンス」な事を言うな等と使います。

22

1960年代後半から70年代にかけ盛り上がった女性解放運動を「○○○○リブ」と呼びます。

23

冷酷非情、あるいは精神的肉体的な強靭さを表わす言葉は「○○○○○ルド」です。「固ゆで卵」の意から来ています。

24

「○○○レーション」とは、共に働く、協力するという意味で、音楽や映画等での共演や合作を指します。

25

「○○○クター」は、小説やマンガ、映画、ゲーム等に登場する人物や動物等で、またはそれらの性格や性質の事です。

26

あいまいである事や柔軟性がある事を「○○ジー」と言い、その特性を取り入れた多くの家電製品がヒットしました。

27

表と裏両面使える布地、または表裏兼用の衣服を「○○○シブル」と呼びます。

28

「オール○○○○○」とは、なんでもできる事、あるいはそういう人の事です。トランプの最も強い札もこう言います。

29

当時、巨人の長嶋茂雄監督による造語で、巨人がペナントレースで大逆転したときの言葉が「○○○ドラマ」です。

30

「○○○フード」は、ファストフードに対する考えで、伝統的な食材を丁寧な調理法で味わう運動、またその食品を指します。

31

即席食品やスナック菓子等、高カロリー、高塩分だが、他の栄養素があまり含まれない食べ物は「○○○○フード」です。

32

レストランで、客の要望に応じてワインを選び、提供する専門職は「○○○エ」です。

33

驚くような仕掛けで人を楽しませる事を「○○○イズ」と言いますが、元々は驚き、不意打ちという意味です。

34

競馬で人気以上の活躍をし、番狂わせを起こしそうな馬を「○○○ホース」と呼びます。

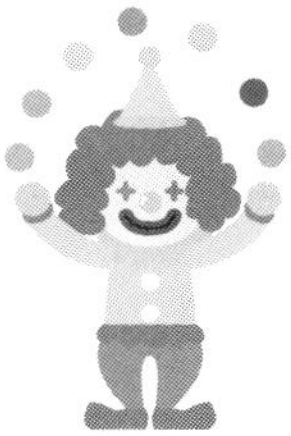

Ⅲ

ビジネス・社会全般の用語常識【46問】

1

「○○ンド」とは投資信託の事。あるいは機関投資家や裕福層の資金を運用する投資の専門家たちの集団もこう呼びます。

2

2014年から始まった少額投資非課税制度を、「○○サ」と言います。

3

「○○○ャービジネス」とは、新技術や高度な専門性を基軸に、革新的な中小企業経営を展開するビジネスです。

4

投資した元本やその利息が戻らなくなる債務不履行を「○○○ルト」と言います。

5

ファッションやマーケティング等でよく使われる言葉ですが、時代の趨勢《すうせい》や潮流の事を「○○○ド」と呼びます。

6

「○○○○」というのは交通や通信、電力等、社会に欠かせない基盤の事です。自然災害でよく破壊されます。

7

コンピュータをつなぎ、情報処理の効率化を図るシステム。さらに情報交換を行なうグループを「○○○ワーク」と言います。

8

特定のテーマについて専門家の意見や発表がされ、それをもとに参加者が討論する集会、それは「○○○ジウム」です。

9

「○○○メント」は評価・査定という意味ですが、主に開発が環境に及ぼす影響について事前予測・評価する事を言います。

10

集団の中から病気が疑われる人を選びだす事、ふるいにかける事を「○○リーニング」と呼びます。

11

診断や治療法の参考のため、患者が担当医以外の医師の見解を求める事を「○○○○オピニオン」と言います。

12

「○○○ヘルパー」は、高齢者や障害者の家庭を訪問し、家事等の生活援助や、入浴等の身体介護をする人です。

13

介護が必要な高齢者が昼の一定時間、健康診断や入浴、昼食、レクリエーション等を受ける事を「○○サービス」と言います。

14

「○○トリアム」とは支払猶予期間の事ですが、学生時代等、成長の中で社会的責任をもたなくてもいい期間も指します。

15

「○○○豪雨」とは、予測が困難な、積乱雲の発生による突発的で局地的な豪雨を指す俗語です。近年、多く発生しています。

16

突然の胸痛や呼吸困難を起こす肺塞栓症《はいそくせん》。長距離旅客機で移動した人にも発症するので「○○○○○クラス症候群」とも。

17

「○○○ホリック」とは、生活の糧であるはずの仕事に、私生活の多くを犠牲にして取り組んでいる状態です。

18

死期がせまり、身体的および精神的な苦しみを緩和する目的で作られた療養所は「○○○○○」です。

19

人間の受け入れ能力、取り込む能力を「○○○シティ」と言い、スポーツ施設等の収容能力を表わすときにも使います。

20

社内の会議や顧客に対して行なう企画の提案・発表を「○○○○テーション」と呼びます。

21

「○○○プト」とは、全体を貫く基本的な概念とか意図・構想・テーマを表す言葉です。

22

商取引で、売り手（買い手）が品名・数量・品質・価格等の条件を買い手（売り手）に提示する事は「○○ァー」です。

23

知覚できない速さの画像や音声を挿入し、視聴者の購買心を無意識下で高める「○○○ミナル広告」は禁止されています。

24

「○○○レット」とは、ちらしやパンフレット等、折り込み式の宣伝用印刷物の事です。

25

反応や結果を見て改良や調整をする事、利用者からの意見や評価を関係者に伝える事を「○○ードバック」と呼びます。

26

「○○ル」とは、経験や訓練によって得られた特殊な能力・技能の事です。多くの人がこの力の向上を目指します。

27

「○○○ティック」とは、やり方が抜本的で、徹底的な、根本的な、劇的な、過激なという意味です。

28

交渉や仕事を進めるとき、互いに対等な立場にある担当者や担当機関を「○○○ターパート」と呼びます。

29

投資家保護が目的ですが、企業の財務内容をガラス張りにする経営情報公開が「○○○○ロージャー」です。

30

「○○ジン」とは、原価と売値の差額、利ざやの事です。また、売買の手数料もこの言葉が使われます。

31

公正な競争ができないような、不当に安い価格で販売する事、不当廉売を「○○○ング」と言います。

32

組織の下部から、企画なり意見が上層部に上がるような管理方法が「○○○アップ」です。

33

「○○○トン」はソリにうつ伏せで乗り、コースを滑走する競技。また透明な素材でできたパソコンや機器のデザインです。

34

コンピュータシステムを設計し、納品後の保障や修理も請け負う職業は「システム○○○○○」です。

35

専門分野に精通し、様々な情報をもとに多角的な分析をし、評論や助言をする専門職は「○○リスト」です。

36

「○○○○マー」とは、コンピュータの情報処理手順を作成する技術者です。

37

映画やテレビ、広告や音楽作品等の制作で、予算調達や管理、人事を司《つかさど》り、作品全体を統括するのは「○○○○○サー」です。

38

「○○○○ネーター」とは、いろいろな要素を取捨選択したり調整したりして、管理・統制する機構や人の事です。

39

「○○○アント」とは、得意先や顧客の事。とくに広告代理店が広告出稿主を指していう言葉です。

40

脊椎《せきつい》や骨盤等のゆがみを矯正し、痛みを取り除く手技療法を行なうのは「○○○プラクター」です。

41

障害者や高齢者にとって、生活や移動に不便な障害を取り去ってある状態を「○○○フリー」と言います。

42

「レ○○○」は、要旨、要約、概要の意味です。文章の内容を縮めて、これに大意や要点をまとめて書きます。

43

航空機の点検作業手順や機械の使い方の手引きを表わした取扱説明書は、「○○○アル」です。

44

会議や日々の業務等において、結論を出さずに保留にする事を、「○○○○○○」と言います。

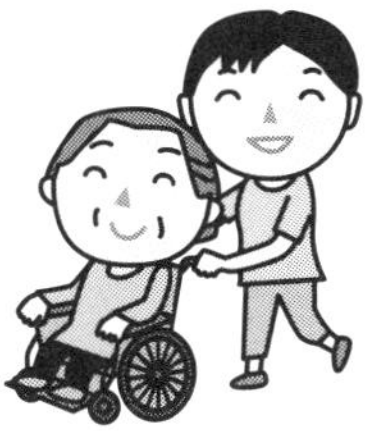

45

次の略語はどれでしょう。
上と下の用語を線でつなげましょう。

1・BMI
2・MRI
3・M&A
4・CEO
5・COO
6・JA
7・JAF
8・JRA
9・JAS
10・JT

A・企業の合併買収
B・日本中央競馬会
C・肥満指数
D・農業協同組合
E・日本農林規格
F・核磁気共鳴画像法
G・日本たばこ産業株式会社
H・最高執行責任者
I・最高経営責任者
J・日本自動車連盟

46

次の略語はどれでしょう。
上と下の用語を線でつなげましょう。

1・NPB
2・WBC
3・NPO
4・PGA
5・AED
6・PM2・5
7・POP
8・BBC
9・GNI
10・UFO

A・自動体外式除細動器
B・販売促進用広告・掲示物
C・未確認飛行物体
D・世界ボクシング評議会
E・民間非営利団体
F・国民総所得
G・プロゴルフ協会
H・微小粒子状物質
I・日本野球機構
J・英国放送協会

第1章　今さら聞けないカタカナ・外来語編【答え】

I◎暮らしの用語常識（43問）

1 **イントロ**ダクション
2 **アト**ランダム
3 **チャリティー**
4 ブ**ログ**
5 **パーソナリティ**
6 メ**モリー**
7 **スマート**フォン
8 **プライベート**ブランド
9 **オフレコ**

10 **シミュ**レーション
11 デ**フォルメ**
12 **サブプラ**イムローン
13 **テイク**アウト
14 **エスプレッソ**
15 **エッ**センス
16 アルコール**フリー**
17 **スイーツ**
18 **サプリメン**ト
19 **ジェル**

20 **トリート**メント
21 **コスメ**ティック
22 **ペディ**キュア
23 **ソバー**ジュ
24 **アイビー**ルック
25 **グルコ**サミン
26 メ**レンゲ**
27 **エコ**バッグ
28 **リーズ**ナブル
29 **ヒーリ**ング
30 **ネイル**アート
31 **サー**チャージ
32 **ハザード**マップ
33 **ケアレス**ミス

34 **トラウマ**
35 **ノンポリ**
36 **ポジティブ**
37 **メラン**コリー
38 **フェード**アウト
39 **パフォー**マンス
40 **シンド**ローム
41 **ライフ**ライン
42 **ピロリ**
43 **マルチ**商法

Ⅱ◎趣味・娯楽の用語常識（34問）

1 **レジェンド**
2 **テンパ**る
3 **フォ**ローする
4 **ゲット**する
5 **クライ**マックスシリーズ
6 **フリー**エージェント
7 **パラリン**ピック
8 **アス**リート
9 **アルペン**競技
10 **ノル**ディックスキー競技
11 **K**点
12 **ショート**トラック
13 **エクサ**サイズ
14 **ノーサイド**
15 **プレ**ミアム
16 **アカペラ**
17 **アン**グラ
18 **エンター**テイナー
19 **ナル**シスト
20 **フェミ**ニスト
21 **ナン**センス
22 **ウーマン**リブ
23 **ハードボイ**ルド
24 **コラボ**レーション
25 **キャラ**クター
26 **ファ**ジー
27 **リバー**シブル
28 オール**マイティー**
29 **メーク**ドラマ
30 **スロー**フード
31 **ジャンク**フード
32 **ソムリ**エ
33 **サプライ**ズ
34 **ダーク**ホース

Ⅲ◎ビジネス・社会全般の用語常識（46問）

1 **フ**ァンド
2 **ニー**サ
3 **ベンチャ**ービジネス
4 **デフォ**ルト
5 **トレン**ド
6 **インフラ**
7 **ネット**ワーク
8 **シンポ**ジウム
9 **アセス**メント
10 **スク**リーニング
11 **セカンド**

オピニオン

12 **ホーム**ヘルパー

13 **デイ**サービス

14 **モラ**トリアム

15 **ゲリラ**豪雨

16 **エコノミー**クラス症候群

17 **ワーカ**ホリック

18 **ホスピス**

19 **キャパ**シティ

20 **プレゼン**テーション

21 **コンセプ**ト

22 **オフ**ァー

23 **サブリ**ミナル広告

24 **リーフ**レット

25 **フィー**ドバック

26 **スキ**ル

27 **ドラス**ティック

28 **カウン**ターパート

29 **ディスク**ロージャー

30 **マー**ジン

31 **ダンピ**ング

32 **ボトム**アップ

33 **スケル**トン

34 システム**エンジニア**

35 **アナ**リスト

36 **プログラ**マー

37 **プロデュー**サー

38 **コーディ**ネーター

39 **クライ**アント

40 **カイロ**プラクター

41 **バリア**フリー

42 **レジュメ**

43 **マニュ**アル

44 **ペンディング**

45 1・C 2・F 3・A 4・I 5・H 6・D 7・J 8・B 9・E 10・G

46 1・I 2・D 3・E 4・G 5・A 6・H 7・B 8・J 9・F 10・C

… 第2章 …

いつも見ているのに、
なぜか言葉が出てこない？

テレビ・新聞に出てくる
用語常識編

全162問

――自己採点しましょう――

正解は、漢字、ひらがな、カタカナ、数字とそれぞれですが、
漢字の個所は、ひらがなでも正解とします。

▷130 問正解 …… ★★★【大変よくできました】

▷100 問正解 …… ★★☆【よくできました】

▷ 65 問正解 …… ★☆☆【もう少し頑張りましょう】

I

趣味・世相の用語常識【34問】

1 日本百名山は、作家であり登山家の「深田○弥」が全国から選んだ名山の愛称。多くの登山者を魅了し、登られています。

2 近年、20～40歳代の女性登山愛好者の事を「山○○○」と呼びます。新語・流行語大賞にノミネートされた事も。

3 特定の文化や時代をベースに全体が演出された娯楽・観光施設が「○○○パーク」です。ディズニーリゾートが代表的な施設。

4 自宅近くの集合場所から目的地まで、途中で観光や休憩を入れながら、大型バスで移動する旅行を「バス○○○」と呼びます。

5 一般道脇に作られ、休憩や地域の物産、情報発信をする道路施設は「○の駅」です。鉄道の駅と対比する言葉となっています。

6
銭湯と健康ランドの中間のような施設で、露天風呂やサウナ、ジャグジー等が設置されているのは「○○○○銭湯」です。

7
今までは映画会社が単独で作っていた作品を、様々な企業が出資し、利益を配分する製作形態は「製作○○会」方式です。

8
同じ場所に複数の映画館があり、近隣には商業施設等がある施設を「シネマ○○○レックス」と呼びます。

9
世界で最も有名で権威のある「カンヌ映画祭」ですが、その映画祭で最高の賞と言えば「○○○ドール」です。

10
年末に「○○競馬場」で開催される有馬記念。ファン投票により出走馬が決まり、夢のグランプリレースと言われています。

11
米国ニューオリンズで生まれた音楽で、アフリカ系アメリカ人独特のリズムと西洋の高度な技術が特徴なのが「○○○」です。

12

同じくアメリカの南部に生まれ、アフリカ系アメリカ人の霊歌や労働歌等から発展した音楽を「○○○ス」と言います。

13

ブラジルのリオデジャネイロの裕福な人たちが生み出したのが、「○○○ヴァ」。クールで洗練された歌謡音楽です。

14

近年、流行したのが動物カフェです。「ドッグカフェ」や「猫カフェ」、はたまた「○○○カフェ」というのもあります。

15

「○○○セラー絵本」とは、1960～70年代の絵本の黄金期に刊行され、今も発行部数の上位を占めている本の事です。

16

インターネット上に構築した仮想世界にアクセスして遊ぶタイプのゲームを「オン○○○ゲーム」と言います。

17

マンガの主人公等を、アニメやゲームを始め、玩具や文房具、Tシャツ等に使用するのは「キャ○○○○ビジネス」です。

18

特定の人につきまとう人の事を「○○○○○」と呼びます。犯罪にまで及ぶつきまとい行為をしてしまう人もいます。

19

TBSテレビで2013年に放映された『○○直樹』は、堺雅人演じる主人公が銀行を舞台に大活躍するドラマです。

20

ゆるキャラの「ひこにゃん」は彦根市公認、「くまモン」は熊本県公認、「ふなっしー」は「○○市」非公認です。

21

東京五輪招致のため、オリンピック委員会総会で、滝川クリステルが日本の歓待精神をアピール。それが「○・○・○・○・し」。

22

JR九州によって運行されるクルーズトレイン「○○○星」は、列車での滞在も旅行目的になる人気の豪華寝台列車です。

23

女性だけだとなんでも話せ、ストレス発散になると女性の間でブームになったのは「○○会」という宴会です。

24

1990年代に生まれ、恋愛や競争等に関心が薄い若者たちを「さ○○世代」と言います。車や酒、ブランド品にも興味なし。

25

インターネット上で流通している電子マネーで、紙幣や通貨が発行されていないのは「ビ○○コイン」です。単位はBTC。

26

アニメやマンガ、ファッション、食文化、自動車、電気機器等、海外で評価されている日本文化は「○○○ジャパン」です。

27

35歳以上でも「魔法をかけたように美しい女性」をさして「○○女」と呼び、羨望の対象になります。

28

男性の鉄道マニアは「鉄ちゃん」ですが、女性の場合は「鉄○」と呼ばれ、男性の聖域とされた鉄道分野に進出中です。

29

理系の学校や研究所に在籍する女性を「リ○○○」と呼び、就職の際、産業界から引っ張りだこになっています。

30

色が黒く、髪色や髪型は派手、渋谷のセンター街でチャラチャラしている男を、2001年頃から「ギ○○男」と呼びました。

31

ごちそうではない庶民的な料理ですが、「○○グルメ」と呼ばれ人気を集めています。毎年、全国大会も開催されています。

32

店舗営業している本屋さんを「リ○○書店」、逆に「アマゾン」のように店舗を持たないのを「ネット書店」と言います。

33

国籍や宗教、障害等をやり玉に挙げ、さらなる憎悪をかき立てる言論、表現は「○○○スピーチ」です。

34

昨今、女性の進出が目覚ましい趣味の分野ですが、歴史好きの女性を「歴女」、お寺巡り好きの女性を「○○」と呼びます。

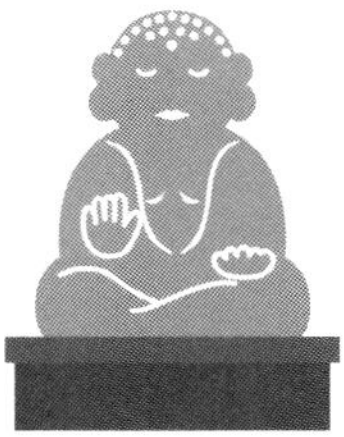

Ⅱ

社会全般・文化の用語常識【34問】

1 以前は「共通テスト」「新テスト」等と呼ばれていた日本の大学の共通試験は、大学入試「○○○○試験」です。

2 「脱・詰め込み教育」を目指し、2000年代~10年代初期まで実施されたのが「○○○教育」ですが、学力低下の弊害が。

3 結婚していない男女間に生まれた子供が、相続時に不利を受ける問題が「婚○○差別」で、最高裁も違憲と判断しました。

4 子供の就職に親が前面に出て、いろいろと動き回る事を、「親子○○」と言います。

5 過去5年間で加点対象になる交通違反がない運転者に交付されるのが「○○○○免許」です。

6
疲弊した都市に活気を与えているのが、横町のような親しみやすさを与える飲食店街の「○○村」。観光客も訪れます。

7
車やビルから放出される熱やアスファルト等で、都市中心部の気温が急上昇するさまを「○○○アイランド現象」と呼びます。

8
一定期間に社殿を建て替え、神霊を移す儀式は「式年遷宮《しきねんせんぐう》」ですが、伊勢神宮は20年に一度、出雲大社は○年に一度です。

9
皇位継承の資格は「皇位は、皇統に属する男系の○○が、これを継承する」と皇室典範に定められています。

10
夫婦や内縁関係、恋人の間で起こる身体的、性的、精神的な暴力を「○○○ティックバイオレンス」と言います。

11
公的年金の徴収・運用・管理を請け負う「日本年金機構」ですが、以前は「社会○○庁」がその業務を行なっていました。

12

公的な年金は、全ての人が加入する「○○年金」と、会社に勤務する人が加入する「厚生年金」の２階建てになっています。

13

よりゆとりある老後をめざして作られたのが「年金○○」ですが、運用の失敗や経済の不況により、解散するところが続出。

14

後期高齢者医療制度とは「○歳」以上を対象にした保険制度です。それまでの老人保健制度に代わって実施されました。

15

金融機関で10年以上取引のない口座を「○○口座」とし、その資金を政府の収入とすべく体制を整えています。

16

納税者一人ひとりに付与して、所得や資産を正確に把握し、課税の公平を図ろうとする制度は、納税者「○○制度」です。

17

就職活動は「就活」、お見合い等は「婚活」ですが、遺言書等で死後の後始末を準備する事を「○活」と言います。

18

墓石や納骨室等はなく、埋蔵場所に花木を植えたり、木の周辺に埋葬する事を「○○葬」と呼び、人気になっています。

19

衣類等の収納が目的の小さな部屋を「○○○○イン・クローゼット」と呼び、新築のマンションにはよく付いています。

20

国債・社債等の債権を発行する団体や組織の元利金支払能力を評価し、ランク付けする企業を「○○○機関」と言います。

21

消費者行政の一本化を目的にし、より強い権限をもつ消費者行政の司令塔「消費者○」は、２００９年に発足しました。

22

アルコールを含まない、もしくは１％未満の含有量のアルコール風味の飲み物を「○○アルコール飲料」と呼びます。

23

インターネット上での電子図書館「○○文庫」では、収録作品をだれでも無料で読むことができます。

24

全国の書店員が「いちばん売りたい本」を選ぶ「○○大賞」。芥川賞や直木賞以上に反響が大きく、毎年ベストセラーに。

25

3代目・市川猿之助が始めた「○○○○歌舞伎」は、これまでの歌舞伎とは違う演出で創った現代風歌舞伎です。

26

「○○○○○コンサート」は売上全てを寄付する目的で開催されましたが、近年は経費を確保して残りを寄付する公演も。

27

演奏者が自分なりの音を作れる電子楽器は「○○○○○○○」です。風や川の音、動物の鳴き声等、自然界の音も作れます。

28

19世紀末に産業革命を背景とし、ヨーロッパを中心に広まったデザイン様式を「アール・○○○○」と呼びます。

29

「リノ○○○○○」とは、住宅等の建築物の大掛かりな補修・修繕の事です。建物を長寿化させて地球環境にも貢献。

30

「○○○ル産業」とは衣料品、既製服の産業の事。売上日本一はファーストリテイリング（ユニクロを展開）です。

31

「○○○ポルテ」とはフランス語で「高級既製服」の事。品質に優れ、お値段も高めです。

32

ポリエステル製品の一種で、洋服の生地として使用されているのは「フ○○○」です。安価で暖かいと人気です。

33

1万5千年前（諸説あり）、旧石器時代に続いたのが「○○時代」です。土器や採集・狩猟生活が特徴的な時代です。

34

俳優やタレントのファッションに携わり、その芸能人や役柄のイメージを作り上げる職業を「○○○リスト」と言います。

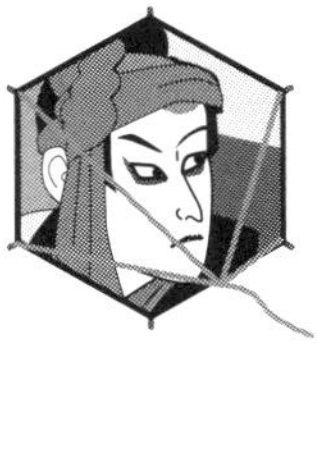

地球環境・健康の用語常識【34問】

1 地球の構造は大きく分けて、外側から「地殻」、「○○○ル」、「核」からなっています。

2 大地震でいつも問題になるのは、砂や水が噴き出し、建物や水道等のライフラインに大きな被害を出す「○○化現象」です。

3 地震の揺れの強さを表わすのが「震度」、地震そのものの大きさ（規模）を表わすのが「○○○○○○○」です。

4 数十万年前から繰り返し活動し、将来も活動する断層を「○断層」と呼び、現在の日本では2千以上も見つかっています。

5 気象情報に出てくる気圧の単位「ヘクトパスカル」ですが、以前は「ミ○○○○」という単位が使われていました。

6

国内およそ1300個所の気象庁地域気象観測システムの事を、カタカナで「○○○ス」と呼びます。

7

東シナ海から太平洋に出て、日本近海を流れる代表的な暖流は、日本海流または「○○」と言います。

8

電力の自由化のためにぜひ実現しなくてはならないのは、「○○○の分離」です。

9

廃棄された携帯電話等は、再生可能な貴重なレアメタルを含んでいるため、「○○鉱山」と呼ばれています。

10

とくに保全される事のなかった田舎の「○○」が、自然との共生や生物の多様性を維持するカギになると、近年注目を。

11

南米ペルー沖の太平洋赤道域の海面水温が異常上昇する現象を「エ○○○○○現象」と言い、日本の天候にも影響が多大。

12

猛暑日とは、1日の最高気温が「○℃」以上になった日を指します。また、「□℃」以上の日を真夏日とします。

13

山岳を越えた風が暖かく乾燥した空気をともなって吹き降り、風下側の平地で気温が上昇するのは「○○○○現象」です。

14

中国奥地の乾燥地帯から偏西風に乗って、春に日本列島に飛来するのは「○○」です。

15

成層圏の下部で地球を覆い、紫外線を吸収するオゾン層が、南極上空等で濃度を薄くする現象が「オゾン○○○」です。

16

絶滅に瀕した野生動物の保護を目的とし、その取引を規制する国際的な条約は、「○○○○○条約」です。

17

長時間労働や休日なしの仕事で、精神的・肉体的に耐えられず、脳や心臓、呼吸器等の疾患で亡くなるのは「○○死」です。

18

病院内で患者がもとの病気とは違う感染症に罹ったり、スタッフが注射針等で感染したりする事を「〇〇感染」と呼びます。

19

「〇〇シック」とは、特殊なカッターやレーザーで角膜を矯正《きょうせい》し、視力を取り戻す手術です。

20

「〇〇医療」とは、鍼灸や漢方、サプリメント、マッサージ、民間療法等、現代西洋医学以外の療法の事です。

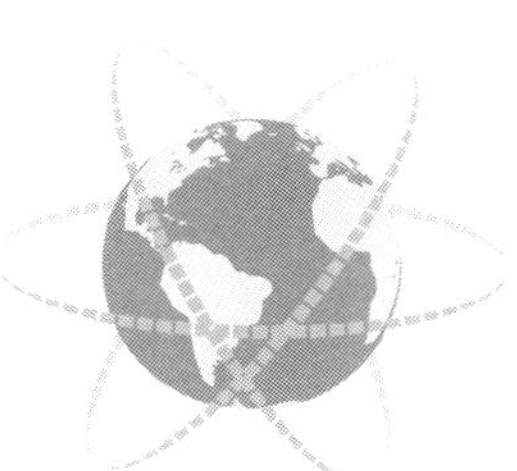

21

食物に含まれ、人間の消化酵素では消化されない成分が「食物○○」です。栄養素ではありませんが、体に良いとされます。

22

生活習慣病と呼ばれますが、以前は「○○病」と言われました。長年にわたる食習慣や運動習慣、喫煙、飲酒が原因の病気は

23

がんの存在や病巣の大きさを推定できる物質を、「腫瘍《しゅよう》○○○○」と言います。

24

医薬品の特許が切れたあと、成分や規格等が同一の後発医薬品が発売されますが、これは「○○○○○医薬品」で安価です。

25

①肥満 ②脂質異常 ③高血圧 ④高血糖のうち、①に加え②～④のうち二つが高い場合、「メ○○○○シンドローム」です。

26

病院での測定では正常値なのに、家庭では血圧が高くなる状態を「○○高血圧」と呼び、注意が必要です。

27

トクホとは「○○○○○用食品」の略で、「お腹の調子を整える」「血圧が高めの方」等、健康強調表示が認められています。

28

身体的な性とは違う心理的・人格的な性をもっている事を、「性○○性障害」と呼びます。

29

情緒や行動等に問題があり、日常生活に支障をきたしている状態は「○○障害」とされ、社会適応のための支援が必要です。

30

「○○内科」とは、ストレスによる影響を強く受ける身体の病気を診察、治療する診療科です。

31

問題のある家庭で育ち、成人になっても心理的外傷となり、辛い人生を送っている人を「アダルト○○○○○」と呼びます。

32

人間が外的刺激を受けて体に起こる反応を「○○○○」と言い、これが強すぎると、身体的にも精神的にも不調となる原因に。

33

精油や芳香を使い、病気の予防や治療、心身のリラックスを目的とした療法を「〇〇〇〇テラピー」と呼んでいます。

34

「〇〇〇〇ネスクラブ」とは会員の健康作りのため、プールやトレーニングジム等を備え、トレーナーも配置したクラブです。

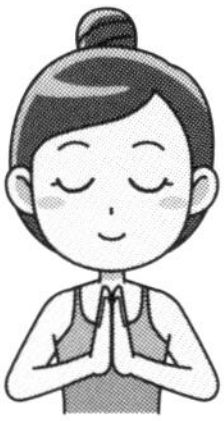

Ⅳ メディア・技術の用語常識【25問】

1 インターネットを利用して表示される、企業や個人が作成した情報画面は「○○○ページ」です。

2 特定のテーマにそった情報を集め、主にコンピュータで検索や抽出、管理等をできるのが「○○○ベース」です。

3 インターネットを通じて、文字メッセージをやりとりするシステムを「○メール」と呼び、画像も送受信できます。

4 撮影した画像をデジタルデータとして記録するのがデジタルカメラで、初めて開発したのはアメリカの「○○○ク社」です。

5 「日本人は背が低く、メガネをかけている」等の固定的で紋切り型のイメージの事を「ス○○○タイプ」と呼びます。

6
衛星放送の中でも放送衛星を使った放送は「ＢＳ放送」、通信衛星を使った放送は「○○放送」です。

7
「○○○○」で電波を受信するのではなく、事業者が受信した番組をケーブルで各家庭に届けるのがケーブルテレビです。

8
コンピュータを駆使し作り出した3次元空間の環境を、「仮想現実」あるいは「○○○○○リアリティ」とも言います。

9
「○○○○○ドカー」とは、ガソリンによるエンジンと電気モーターの二つの動力源をもつクルマの事です。

10
従来のセラミックスとは異なり、工業用部品として優れた特性をもつものを「○○インセラミックス」と言います。

11
1977年以降、日本は多目的衛星「○○○○」を順次打ち上げ、気象情報等に大きく貢献しています。

12

「宇宙は最初、高密度に凝集した状態でしたが、その後大爆発が起こり膨張を始めた」という説は「○○○バン宇宙論」です。

13

われわれのいる銀河は「天の○銀河系」と呼ばれ、およそ1000億個の星の集団です。

14

超新星の爆発後も星の表面の重力が強く、光も飛び出せない物体は「○○○○ホール」。太陽の100億倍の質量のものも。

15

「ブラック○○○○」は、旅客機に装備され、航空事故の原因の解明に大きな役割をもっています。

16

「○○空港」とは車輪の中心にスポークが集まるように、様々な航空路が集まり、多くの目的地に乗換えができる空港です。

17

栄養価の面でも健康食品として注目され、また、次世代のバイオ燃料としても期待されているのは「ミドリ○○」です。

18

現在の物理学は、これ以上分割できない、自然界の最も基本的な粒子を「○粒子」と名付けました。

19

再生可能エネルギーの一種で、主に火山活動による熱で発電するシステムを「○○発電」と呼びます。

20

動植物が地中に堆積し、長い時間をかけ変成してできた物質は「○○燃料」です。代表的なものに石炭や石油があります。

21

原子力発電所の廃止措置の事を「廃○」と言いますが、核のゴミの処分方法がいまだに未定です。

22

原子炉の格納容器内で圧力が高まり、破壊する恐れがある場合、取り付けてある穴を開け、水蒸気を出すのが「○○○」です。

23

ウランの採掘から始まり、原子炉で利用後の使用済み燃料や廃棄物の処分までの全過程を「核燃料○○○○」と呼びます。

24

「○○○ダウン」とは、冷却系統の故障で炉心の温度が異常上昇し、核燃料のほとんどが溶融《ようゆう》する、原子炉の重大事故です。

25

太陽光を太陽電池を用いて直接的に電力に変換する発電方式を、「○○○○発電」と呼びます。

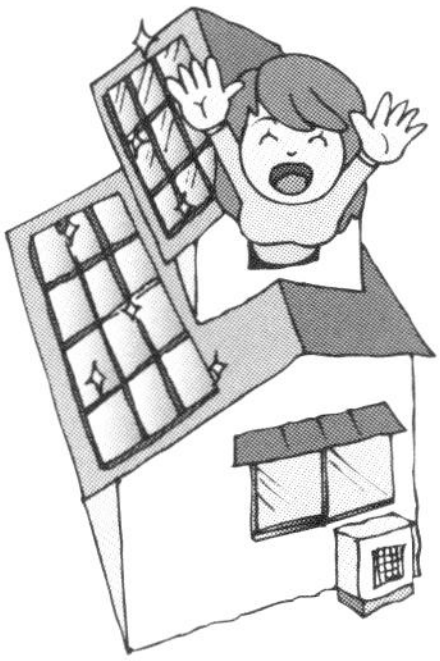

V

政治・経済の用語常識【35問】

1 一つの選挙区で一人だけが当選する制度は「○選挙区制」です。大政党に有利ですが、死票が多くなる欠点があります。

2 政権の要で、総理大臣を補佐し、大臣と省庁の間の調整役をするのが「内閣○○○○」です。政府のスポークスマンです。

3 国や地方自治体と民間企業が共同出資して設立された法人は「○○セクター」で、公共性と経済性を目指す企業です。

4 「日米○○協定」は日米安保条約に基づいて、在日米軍の権限や基地使用等を定めています。

5 福島第一原発事故を受け、2012年9月に設置されたのが「原子力○○委員会」です。原発の安全と事故防止を担います。

6

国や自治体の職員が事前に入札価格を調整し、落札業者の決定に関わるのを「○○談合」と呼び、公正な入札の妨害です。

7

「○○○○組」とは、国家公務員総合職試験（旧・I種試験）に合格し、中央本省庁に採用された一般行政職公務員の俗称です。

8

「○○○ン」は北朝鮮が開発したミサイルで、1号は中距離弾道ミサイル、2号は大陸間弾道ミサイルと分析されています。

9

開発途上国の児童への援助を目的とする機関「国連児童基金」は、通称「○○○○」と呼ばれています。

10

ある国が武力攻撃を受けた場合、これと密接な関係にある他国が、協力して防衛する国連憲章の権利は「○○○自衛権」です。

11

「日銀○○」とは、企業に直接アンケートを取り、景気の現状と先行きを発表する「全国企業短期経済観測調査」の事です。

12

国の本予算が決まり、実施の段階に入った後、情勢の変化に応じて内閣が追加、変更を国会に諮《はか》るのが「○○予算」です。

13

「復興特別所得税」は「○○○大震災」からの復興の財源を確保する税金で、通常の所得税額に2・1%上乗せします。

14

消費税引き上げの折、いつも議論になるのは、所得の低い人ほど税金の負担感が増す「○○性」の問題です。

15

自分が応援したい自治体に寄付をすると、所得税や住民税が安くなる制度を「○○○○納税」と呼び、話題に。

16

「○○協同」とは、産業界と学校が協力して、研究や技術者教育の促進を図るシステムです。

17

エネルギーを効率的に利用し、無駄を省く事を省エネルギーと言いますが、「第一次○○○ショック」後に大きく進歩します。

18

金融機関が倒産した場合、預金者に一定額の払い戻しを保証する制度は「○○○○」です。1000万円が上限です。

19

広告とは違い、料金を払わずマスコミ等の媒体を使い情報提供を行なう方法を「○○リシティ」と言います。

20

メーカーの処分品や余剰在庫を安く売る店舗が集まったショッピングセンター街を「○○○レットモール」と呼びます。

21

メーカーが自社製品の希望小売価格を決めずに、販売店の意向に任せるのが「○○○○価格」です。

22

切り離しができ、利用者になんらかの特典を与える券（金券や割引券等）を「○○○券」と呼びます。

23

駅構内のスペースを活かし、カフェ、エステ、コンビニ、スーパー等、様々な店舗が設置されているのが「駅○○」です。

24

ウナギの稚魚は「○○○ウナギ」ですが、東アジアの海域で不漁が顕著《けんちょ》になり、早急な対策が叫ばれています。

25

漁獲した天然マグロに餌を与えて太らせ、日本に輸出する「○○マグロ」が急増しています。

26

「都心に住みたいけど高くて手が出ない」という人に人気なのが、割安感たっぷりの「○○借地権」付きマンションです。

27

関東のＳｕｉｃａ、関西のＩＣＯＣＡ等、かざすだけで改札機を通れる券は「○○乗車券」です。

28

料金後払いのクレジットカードの逆で、前もって購入し、物品やサービスを受けるカードを「○○○○カード」と呼びます。

29

磁石の吸引力と反発力のパワーで、２０２７年に東京～名古屋を約40分で結ぶ予定の乗り物は「○○○モーターカー」です。

30

プラットホームの線路に面する部分にドアを作り、電車到着時に電車のドアと同時に開閉する設備は「○○○ドア」です。

31

「○○○○産業」は、少子高齢化が進む中、今後の消費者市場として期待されている高齢者向け分野の産業の事です。

32

レストランや飲食店で食事をするのは外食ですが、惣菜や弁当等の調理済み食品を自宅で食べる事は「○食」と呼びます。

33

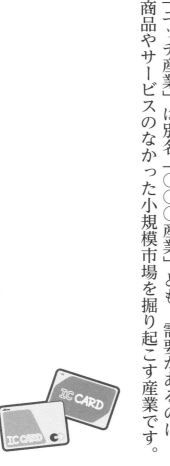

「ニッチ産業」は別名「○○○産業」とも。需要があるのに、商品やサービスのなかった小規模市場を掘り起こす産業です。

34

次の略語はどれでしょう。
上と下の言葉を線でつなげましょう。

1・PKO
2・GDP
3・TPP
4・JASRAC
5・OPEC
6・JARO
7・CPU
8・LED
9・MLB
10・PHS

A・環太平洋戦略的経済連携協定
B・石油輸出国機構
C・パーソナル・ハンディホン・システム
D・国内総生産
E・発光ダイオード
F・国連平和維持活動
G・大リーグ
H・日本広告審査機構
I・日本音楽著作権協会
J・中央演算処理装置

35

次の略語はどれでしょう。
上と下の言葉を線でつなげましょう。

1・ＯＳ
2・ＥＴＣ
3・ＡＤＨＤ
4・ＱＯＬ
5・ＰＴＳＤ
6・ＤＨＡ
7・ＴＯＰＩＸ
8・ＦＩＦＡ
9・Ｋ－ＰＯＰ
10・ＢＧＭ

Ａ・電子料金収受システム
Ｂ・大韓民国の大衆音楽
Ｃ・心的外傷後ストレス障害
Ｄ・東証株価指数
Ｅ・国際サッカー連盟
Ｆ・注意欠如多動性障害
Ｇ・バックグラウンドミュージック
Ｈ・生活の質
Ｉ・ドコサヘキサエン酸
Ｊ・オペレーティングシステム

第2章　テレビ・新聞に出てくる用語常識編【答え】

Ⅰ◎趣味・世相の用語常識（34問）

1 深田久弥
2 山ガール
3 テーマパーク
4 バスツアー
5 道の駅
6 スーパー銭湯
7 製作委員会
8 コンプレックス
9 パルムドール
10 中山競馬場
11 ジャズ
12 ブルース
13 ボサノヴァ
14 うさぎカフェ
15 ロングセラー絵本
16 オンラインゲーム
17 キャラクタービジネス
18 ストーカー
19 半沢直樹
20 船橋市
21 お・も・て・な・し
22 ななつ星
23 女子会
24 さとり世代
25 ビットコイン
26 クールジャパン
27 美魔女
28 鉄子
29 リケジョ
30 ギャル男
31 B級グルメ
32 リアル書店
33 ヘイトスピーチ
34 仏女

Ⅱ◎社会全般・文化の用語常識【34問】

1 センター試験
2 ゆとり教育
3 婚外子差別
4 親子就活
5 ゴールド免許
6 屋台村
7 ヒートアイランド現象
8 60年
9 男子

10 **ドメス**ティック・バイオレンス
11 社会**保険**庁
12 **国民**年金
13 年金**基金**
14 **75**歳
15 **休眠**口座
16 **番号**制度
17 **終**活
18 **樹木（樹林）**葬
19 **ウォークイン**・クローゼット
20 **格付け**機関
21 消費者**庁**

22 **ノン**アルコール飲料
23 **青空**文庫
24 **本屋**大賞
25 **スーパー**歌舞伎
26 **チャリティー**コンサート
27 **シンセサイザー**
28 アール・**ヌーヴォー**
29 リノ**ベーション**
30 **アパ**レル産業
31 **プレタ**ポルテ
32 フ**リース**
33 **縄文**時代

34 **スタイ**リスト

Ⅲ◎地球環境・健康の用語常識【34問】

1 **マントル**
2 **液状**化現象
3 **マグニチュード**
4 **活**断層
5 ミ**リバール**
6 **アメダ**ス
7 **黒潮**
8 **発送電**の分離
9 **都市**鉱山
10 **里山**
11 エ**ルニーニョ**現象

12 **35**℃　**30**℃
13 **フェーン**現象
14 **黄砂**
15 オゾン**ホール**
16 **ワシントン**条約
17 **過労**死
18 **院内**感染
19 **レー**シック
20 **代替**医療
21 食物**繊維**
22 **成人**病

23 腫瘍**マーカー**
24 **ジェネリック**医薬品
25 **メタボリック**シンドローム
26 **仮面**高血圧
27 **特定保健**用食品
28 性**同一**性障害
29 **発達**障害
30 **心療**内科
31 アダルト**チルドレン**
32 **ストレス**
33 **アロマ**テラピー
34 **フィット**ネスクラブ

Ⅳ◎メディア・技術の用語常識【25問】

1 **ホーム**ページ
2 **データ**ベース
3 **e(電子)**メール
4 **コダ**ック社
5 **ステレオ**タイプ
6 **CS**放送
7 **アンテナ**
8 **バーチャル**リアリティ
9 **ハイブリッド**カー
10 **ファイン**セラミックス
11 **ひまわり**
12 **ビッグ**バン宇宙論
13 天の**川**銀河系
14 **ブラック**ホール
15 ブラック**ボックス**
16 **ハブ**空港
17 ミドリ**ムシ**
18 **素**粒子
19 **地熱**発電
20 **化石**燃料
21 廃**炉**
22 **ベント**
23 核燃料**サイクル**
24 **メルト**ダウン
25 **ソーラー**発電

Ⅴ◎政治・経済の用語常識【35問】

1 **小**選挙区制
2 内閣**官房長官**
3 **第三**セクター
4 日米**地位**協定

5 原子力**規制**委員会
6 **官製**談合
7 **キャリア**組
8 **テポドン**
9 **ユニセフ**
10 **集団的**自衛権
11 日銀**短観**
12 **補正**予算
13 **東日本**大震災
14 **逆進**性
15 **ふるさと**納税
16 **産学**協同
17 第一次**オイル**ショック

18 **ペイオフ**
19 **パブ**リシティ
20 **アウトレット**モール
21 **オープン**価格
22 **クーポン**券
23 駅**ナカ**
24 **シラス**ウナギ
25 **養殖**マグロ
26 **定期**借地権
27 **IC**乗車券
28 **プリペイド**カード
29 **リニア**モーターカー

30 **ホーム**ドア
31 **シルバー**産業
32 **中**食
33 **すきま**産業
34 1・F　2・D　3・A　4・I　5・B　6・H　7・J　8・E　9・G　10・C
35 1・J　2・A　3・F　4・H　5・C　6・I　7・D　8・E　9・B　10・G

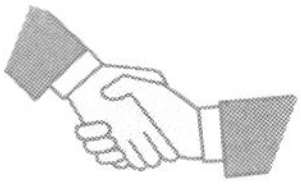

… 第3章 …

社会人として合格、
それとも不合格？

社会人としての
マナー＆常識編

全178問

——自己採点しましょう——

正解は、漢字、ひらがな、カタカナ、数字とそれぞれですが、漢字の個所は、ひらがなでも正解とします。1問に二つ以上の答えが入る場合は、○、□、⬡、◯にしてあります。

▷145 問正解 …… ★★★【大変よくできました】

▷110 問正解 …… ★★☆【よくできました】

▷ 75 問正解 …… ★☆☆【もう少し頑張りましょう】

ビジネス・仕事関係のマナー&常識【42問】

1 挨拶は「○○関係」の基本です。自分から挨拶をすれば、相手に好印象を与える事は間違いなしです。

2 会議や商談をしている場所では、声をあげず、相手の目を見て軽く「○○」をするのがマナーです。

3 仕事が終わり、退社するときには「お先に○○します」。退社する人に対しては「お疲れ様でした」と声をかけます。

4 年下でもビジネスパートナーとして敬意を払い、「さん」づけで呼びます。「○○」づけはキャリアに相当の差がないとダメ。

5 無意識に使ってしまう「○○○」。後に「ありがとうございます」や「すみません」をつけるのはいいのですが、単独では×。

6 「ご苦労様」は「目○」の人が「目□」の人に対して使う言葉です。くれぐれも気をつけましょう。

7 「来れない」「出れない」「見れない」「食べれない」等の「○○○言葉」は使わないようにしましょう。

8 「チョ～」「っすか？」「マジ？」「ムカつく」等の「○○言葉」を使うと、あなたの品性を疑われます。

9 「田中課長」等、肩書をつけた呼び方は、それ自体が敬称なので「○」をつけてはいけません。

10 なにかにつけ「○○○○○」と発していませんか？ ビジネスでは「申し訳ありません」「失礼いたしました」を使います。

11 相づちで「○○」ばかりを言うのでなく、話の内容を反映した「そうですね」「本当です！」等の言葉で変化をつけましょう。

12

同じく相づちで「〇〇〇〇」とうなずく人を見かけますが、これもNG。今、目の前にいる相手は家族や友達ではありません。

13

「〇〇まわし」や「□□ゆすり」は、落ち着きがなく、仕事への意欲なしと見られてしまうので厳禁です。

14

お辞儀にも軽いお辞儀（会釈）、普通のお辞儀（中礼）、丁寧なお辞儀（〇〇〇）があり、状況によって使い分けます。

15

挨拶とお辞儀を同時にする「同時礼」と、挨拶が終わった後で、お辞儀をする「分〇礼」があり、後者のほうがより丁寧です。

16

「〇〇交換」はビジネスの始まりです。汚れていたり、角が曲がっていては、あなたがそのような人間と思われてしまいます。

17

交換した名刺は名刺入れにしまいましょう。定期入れや「〇〇」に入れるのは相手に失礼になります。

18

会社の始業時間は「業務を開始する時間」ですから、「○○時間」とは違います。遅くとも10分前には自席に。

19

自分が「○○」をしたときは「申し訳ありません」と正直に謝ります。それを隠したり、言い訳をしない事が大切です。

20

男女とも、ビジネスシーンでの服装は、「○○感」が第一。服装だけでなくヘアスタイルやお化粧も同様です。

21

「服装自由」というクリエイティブな会社がありますが、人に「○○感」を与えないような格好スタイルが原則です。

22

自分の「○○」をファッションで表現する人も多いようですが、職場ではできるだけ自重しましょう。

23

「○」はキチンと磨かれているものを。また、靴下は白色等の明るい色はNGです。カジュアルなお洒落《しゃれ》は休日にしましょう。

24

女性の「○○○」は、相手に健康的な印象を与えるよう、ナチュラルにする事が大切です。

25

派手すぎるお化粧はいただけませんが、「○○○○○」も失礼にあたります。シンプルメイクを心がけましょう。

26

営業での派手な「○○○○バッグ」等は目立ちすぎ、背伸びをしていると思われがち。できればシンプルで機能的なものを。

27

身だしなみのため、ロッカーに常備しておきたいのは、男性は「○○剃り」や靴下。女性ならストッキングや髪留め、ゴム等。

28

仕事に必要な「ほうれんそう」とは、「報告」「連絡」「○○」をまとめた略語です。

29

「○○○」での連絡は、送信記録が残る等のメリットがありますが、「いつ読んでもらえるかわからない」等のデメリットも。

30

遅刻、急な欠勤のときの連絡は「○○」を入れ、状況を説明します。メールで一方的に「遅れます」「休みます」は厳禁です。

31

電話は、呼び出し音が「○回」までに出るようにします。あまり長く待たせると、会社のイメージが悪くなるのでご注意を。

32

電話をかける時間は相手の状況を考えて。就業時間外は論外。切るときは「○○の人」やお客様から先に切ってもらいます。

33

相手先への訪問は持ち物や身だしなみをチェックし、遅刻しないように。「○○前」でコートを脱ぎ、携帯はマナーモードに。

34

応接室等に入室する際のノックは「○回」です。ちなみに「□回」はトイレのノックです。

35

訪問先で自分の会社の人を紹介する場合、役職が「○い人」から順に紹介し、最後に「□い人」を紹介するのが鉄則です。

36

応接室で来客用の席は、下の図（1～5）のどこでしょう？

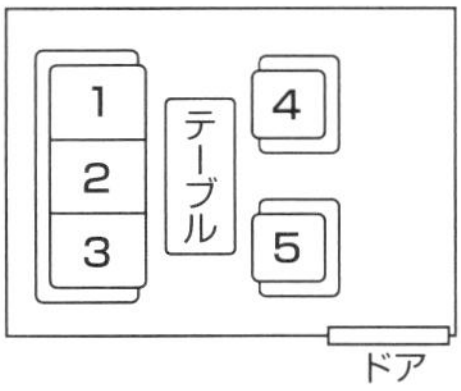

37

タクシーや社用車の上座は、下の図（1～4）のどこでしょう？

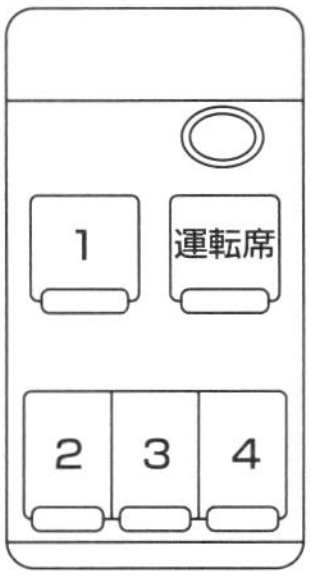

38

ビジネス文書で「XY株式会社御中　ABC様」はNGです。どう直しますか？　間違えた所を修正液で直すのもNG。

39

宛先の社名を㈱や「○○」と省略せず、株式会社と書きましょう。また、相手の名前が2行にまたがらないよう、注意します。

40

上司から「今日は○○○で」と言われても、会社の飲み会は上下関係を重んじる事が大切。節度をもって参加しましょう。

41

離婚をした場合は、会社の「○○」にはすみやかに伝えましょう。同僚にはあえて自分から言う必要はありません。

42

退職の意思を伝えるのは、「○か月」前までが一般的です。後の人材確保や引き継ぎに時間がかかるので、できるだけ早めに。

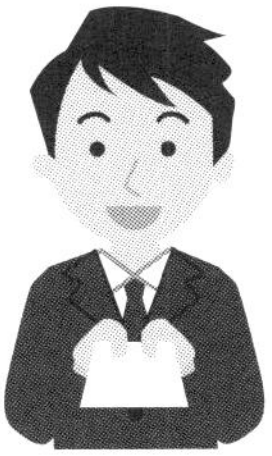

一般の社会生活上のマナー&常識【45問】

1
駅のホームや電車内は「○○の場」です。食事やおやつを食べるのは控えましょう。化粧をするのも不快感を与えます。

2
電車内では携帯電話や「○○○○○」の音が、不快なほど大きく聞こえます。音量に気配りしてこそ立派な社会人です。

3
「○」は必ずたたんで乗車を。混んでいると他人の衣服や持ち物を濡らしてしまいます。できればビニール袋に仕舞います。

4
「○○○○○」を持ち込むときは、できるだけラッシュアワーは避ける、電車の出入り口や通路をふさがない等の配慮を。

5
新幹線等でリクライニングシートを倒すときには、後ろの人に「○」をかけましょう。急に倒れてくると不快感を覚えます。

6

広い歩道であっても、「〇〇〇〇」でのろのろ歩くのはマナー違反です。後ろの人が追い越しづらく、ストレスを感じます。

7

歩き「〇〇〇」の「〇〇〇メール」は止めましょう。メールに気を取られていると、とんだ事故を起こしかねません。

8

次に挙げるのは携帯電話の電源を「〇〇」にするべき場所です。「病院」「電車の優先席」「飛行機」「映画館」「劇場」等。

9

様々な機能が付いた「〇〇〇トイレ」は、車イスの人や高齢者等の利用を前提にしています。できるだけ遠慮しましょう。

10

旅館の仲居さんへの心付けはしてもしなくてもいいのですが、するなら「〇千円〜□千円」が相場。ポチ袋に入れさりげなく。

11

和室の床の間に私物を置く事はタブーです。そこは美術品や掛け軸、お花等を飾る「〇〇な場所」だからです。

12

飲食店へのジュース類やお菓子類の持ち込み、浴場での大騒ぎもいけません。「○○」たちにもマナーを躾《しつけ》ましょう。

13

温泉に入るときは体を流してから、タオルは「○○」につけない、洗髪のときに周りに泡やお湯を飛ばさない、がマナーです。

14

ホテルのチェックアウト時、リネン類はまとめて「○○タブ」の中へ。枕や掛け布団は元の位置に戻しておきましょう。

15

欧米では、タクシーやレストランで支払額の「○%」~15%がチップの相場です。いずれも会計をするときに渡します。

16

欧米のホテルではドアマン、ポーター、ルームキーパー等に、その都度チップを渡します。額は「○ドル~□ドル」程度です。

17

訪れる国によっては「○○」や信仰をとても大切にします。各国の習慣を尊重し、タブー等をよく理解することが大切です。

18
美術館や教会では写真撮影禁止の所もあります。とくに国境や「○○施設」等では要注意。当局に取り調べを受ける事も。

19
「○○○○バッグ」を体の後ろで引くと、他人は気づかずバッグにつまずきかねません。必ず体の横で転がしましょう。

20
ホテルにあらかじめ伝えていた「○○○○イン」の時間に遅れる場合は、到着時刻の連絡を入れるのがマナーです。

21
ホテルの客室に備え付けの「○○○」等で廊下を歩く人がいますが、それは寝巻です。着替えてから部屋を出ましょう。

22
男性の帽子は室内では脱ぐのが礼儀です。女性は服装の一部としてそのままでＯＫですが、「○○」が広いものは脱ぎます。

23
会話の最中に無意識に「○」を触っている人がいますが、相手に対して失礼に。また、落ち着きのない人とも見られます。

24

関節を鳴らしたり、「○○ち」やため息をつくのも相手に対する迷惑行為です。日頃からできるだけ直すようにしましょう。

25

紅茶やコーヒーの「○○○」は、もち手の穴に指を通さず、持ち手を指でつまむのがマナーで、見た目も上品です。

26

会社やご近所への挨拶では「○○○声」がいいですが、電車内や喫茶店等の店内では逆に迷惑です。時と場所を考えましょう。

27

「○○○○○○○コンセント」とは、手術などに際して、医師が病状や治療方針を平易に説明し、患者の同意を得る事です。

28

お返しがいる贈り物は結婚・出産・長寿祝い、病気見舞い、香典。いらないのは「お○○、お□□」、手土産、餞別等。

29

旅行のお土産で、相手が負担にならないのは、「○円」程度のもので、お菓子等の食べ物がベストです。

30

家の片付けや怪我で介護してもらった等、お世話になった人へ特別に感謝の品を贈る場合、表書きは「○○」とします。

31

取引先から会社宛に届いた贈答品の返礼は、お贈り頂いた会社の「○○」に礼状を出します。

32

お見舞いに贈るとNGの花は、死や苦を連想させる「○○○○○」、血を連想させる赤い花、花全体が落ちるボタン等です。

33

贈り物を頂いたり、お世話になったときのお礼状は、「○日」以内に出すのが基本です。

34

手紙を書く場合、頭語と結語の組み合わせに気をつけます。
拝啓→敬具　謹啓→謹白　前略→「○○」

35

目上の人から「○○○」や暑中見舞い状が届いたら、書く習慣がなくても、お礼の一文を添えて、返すのがマナーです。

36

「新年○○○○○おめでとう」は「新年が終わりました」という意味になってしまうので、「新年」を取るのが正解です。

37

「1月1日元旦」も間違いです。元旦は「1月1日○」という意味なので、「平成X年元旦」「平成X年1月1日」と書きます。

38

暑中見舞いは梅雨明けから「○○」までが期限です。それ以降は残暑見舞いになり、この日以降から8月末までに出します。

39

FAXを送る場合、送る前か後に連絡を入れましょう。送りっぱなしでは「○○○」の場合等、気づかないことが。

40

基本的な心遣いとして、「○○」や早朝のFAX送信はマナー違反です。相手のFAXによっては呼び出し音が鳴る場合も。

41

「○○○」で写真等大きな容量のファイルを一括で送るのは控えましょう。受信できなかったり、時間がかかったりします。

42

メーリングリストの各宛先に「○」がついているか確認を。この心遣いで、メールを受け取るほうは気分が違います。

43

複数の相手に同じメールを送る場合、「CC」と「○○○」を間違えないように。全ての送信先を知らせるのは「CC」です。

44

目上の人へ送る携帯電話のメールですが、「○文字」を使うことは常識はずれに見られます。くれぐれもご注意を！

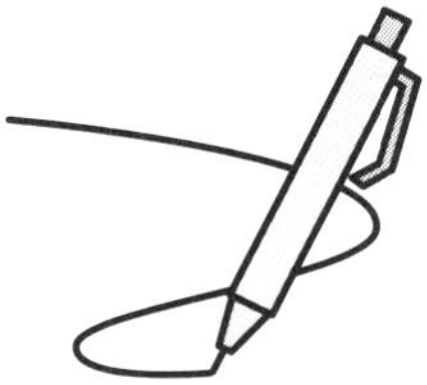

45

文書の冒頭につける季節の挨拶は、月によって異なります。正しいものを線で結びましょう。

A・1月
B・2月
C・3月
D・4月
E・5月
F・6月
G・7月
H・8月
I・9月
J・10月
K・11月
L・12月

1・晩冬の候
2・早春の候
3・初冬の候
4・春暖の候
5・初夏の候
6・晩秋の候
7・盛夏の候
8・初春の候
9・晩夏の候
10・初秋の候
11・新緑の候
12・秋涼の候

お付き合いのマナー＆常識【44問】

1
引っ越すときは、「○○」の方に「いろいろとお世話になりました」「引っ越しでお騒がせします」と挨拶して回りましょう。

2
新居での挨拶も欠かせません。マンションでは両隣と「○○階」。一戸建てでは両隣とお向かいとその両隣、「□□」です。

3
引っ越し先での近隣への挨拶の品は、食料品や日用品が無難で、「○円」程度のものが一般的。先方の負担にもなりません。

4
友人に引っ越しを手伝ってもらった場合、食事代や飲み物代のほか、謝礼として「○千円」程度の現金を渡す気配りも大切。

5
友人間の金銭の貸し借りはできるだけ避けましょう。額が少なくても同様です。仕方なく借りた場合は「○○書」を作ります。

6 友人宅に泊めてもらったら、自分の出した「○○」はもち帰る、汚したり散らかしたものは元通りにして退去するのが礼儀。

7 マンション・アパートの「近隣○○○○」は自分だけで解決しようとしないで、管理組合や大家さんに間に入ってもらいます。

8 「○○会」のイベントには積極的に参加しましょう。防災や防犯への意識も高まり、地元の人にも喜ばれます。

9 近所の人と会ったとき、「○○○○○」という挨拶は忘れずに。無言でもいけませんし、「どちらへ」など詮索《せんさく》する言葉もNG。

10 旅行等でしばらく家を空ける場合は、管理人なり大家さんにひと声かけて。新聞や「○○物」が溜まると防犯上も不安です。

11 知人から借りた物をなくしたら、同じ物を買うか、「○○」で弁償するかどちらかで。両方を固辞されたら別の物を贈ります。

12

集合住宅でのピアノは、意外と大きく聞こえます。昼だけの演奏にしたいものですが、夜の「○時頃」までが限度でしょう。

13

洗濯する時間帯でNGなのは「○○」と早朝です。他人の睡眠を妨げることになります。

14

飼い主には可愛くても、他人にとってはうるさい騒音に聞こえるのが、「○○○」の吠える声や鳴き声です。躾をキチンと。

15

愛犬の散歩途中の「○○」の始末をしない人は、完全なマナー違反です。飼う資格がないと言っても過言ではありません。

16

親族とは「○親等」内の血族（祖父母・父母・子・孫・叔父叔母・甥姪）、配偶者と「□親等」内の姻族（結婚相手の父母・兄弟）です。

17

日頃からお世話になっている親戚にはお中元やお歳暮を、そうでない家には、年初に「○○○」を送ります。

18

出産祝いは生後7日から「○か月」（初宮参り）の間に贈るのがしきたりです。

19

子供同士の「○○」に親がしゃしゃり出るのはいけません。ただ、大けがなどの危険性がある場合、強制的に中止させます。

20

よその子供を預かる場合、食べ物には注意しましょう。「食物○○○○○」や持病がないか、親に確認が必要です。

21

学校の校長や担任の教師に不満がある場合、いきなりクレームという抗議でなく、まず「○○」という形で申し入れます。

22

お世話になった先生へのお礼ですが、「○○」を贈るのは逆に失礼になる事も。できればグループで少額を出し合い花束等を。

23

相手の都合を聞かずに突然に訪問するのは、マナー違反です。訪問時の「○週間」ほど前に日時を打ち合わせしておきます。

24

相手宅に上がる事を考慮し、脱ぎにくく履きにくいロングブーツはやめましょう。また、夏でも「○○」にサンダルは失礼に。

25

訪問する際の手土産は、地元の銘菓や「○○品」を。訪問先の近所で買うのはタブーです。間に合わせの印象を与えます。

26

手土産は先方に渡す大切な品ですから、直に「○○」に置いたり、電車や車の中で両足で挟んだりしてはいけません。

27

交通機関の乱れなどで、先方に着くのが「○分」以上遅れそうなら、電話連絡を入れ、その由を伝えておくのが礼儀です。

28

和室では「○○○」の前が上座です。案内されるまでは、自分勝手にその場所に座らないようにしましょう。

29

洋室の場合、入り口からいちばん「○○席」、あるいは飾り棚のある席が上座です。

30

部屋へ通されても訪問の「○○」が済むまでは、椅子等に腰かけてはいけません。立ったまま相手を待つのがマナーです。

31

「○○」はその家の格式を表わします。踏まないでまたぐのが礼儀。同様に畳のへりも家を象徴する部分なので踏まない事。

32

「○○○」を渡すタイミングは、挨拶が終わってすぐ、がベスト。おいとまする直前に渡す等、ないようにしましょう。

33

出されたお菓子で食べられない物は無理に手をつけなくてもOK。ただし、手をつけた物は「○○○○」のがマナーです。

34

相手宅での滞在時間は長くて「○時間」。引きとめられても社交辞令とみなし、長居しないようにするのがマナーです。

35

おいとまするとき、コートやマフラー、帽子等は「○○」の外で着用するのが礼儀。内での着用を勧められたら、応じて可。

36

お客様を迎えるときに家の中を掃除しておくことは最低限のマナー。とくに玄関と「○○○」はその家の顔なので、丁寧に。

37

当日の来客数だけの「○○○○」を上り口に並べておきます。家族用のものは、隠しておきましょう。

38

雨や雪の日は、お客様の足もとが濡れている事もあります。「○○○」等を用意しておけば、その気遣いに感謝されます。

39

チャイムが鳴ったら手早く身支度を整え、お客様を出迎えます。女性は「○○○○」等を着けていたら取り外しましょう。

40

飼っているペットは別室に隔離し、お客様に不快な思いをさせないように。「○」や臭いの処理も前もってしておきましょう。

41

お茶はお客様から見て「○側」に、お菓子は「□側」に置くのが茶の作法です。当然、上座のお客様からお出しします。

42

お客様がお茶を飲みきった場合や冷めたときは注ぎ足さず、新しい茶碗に入れ直すか、「○○飲み物」をお出ししましょう。

43

頂いたお土産が「お○○」等の場合でも、こちらが用意した物をお出しするのがマナーです。

44

お客様が帰るとき、一戸建てでは「○」まで、集合住宅ではエレベーターの所に出て、姿が見えなくなるまで見送るのが作法。

Ⅳ

和・洋・中〜食事のマナー＆常識【47問】

1
お店の予約時間に遅れそうになったら、必ず連絡を入れます。フォーマルな店では「○○」を作り始めている場合もあります。

2
高級なレストランでは、入店・着席・食べ始め等、「○○」が全て優先です。自分勝手にしないで、スタッフに任せましょう。

3
案内された座席に座るときは、スタッフが「○○」を引いてくれます。それに合わせて腰を下ろします。

4
西洋料理の店で「○」を使うのはマナー違反ではありません。あらかじめウエーター（ウエートレス）に伝えておきましょう。

5
テーブルに「○○」や頬杖をついたりするのは、一緒にいる人を不快な気分にさせる礼儀知らずの人です。

6

おしゃべりに夢中になり、無意識に手に持った「○○○」やフォークを人に向けたりしますが、絶対にやってはいけません。

7

音を立てて「○○○」をすすったり、口を開けくちゃくちゃと食べるのは、明らかにマナー無視です。くれぐれもご注意を！

8

ライスをフォークの「○」に乗せて食べるのがイギリス式。フォークの腹に乗せて食べるのがフランス式マナーです。

9

ナイフやフォーク、ナプキンを「○」に落としたときは、自分で拾わずに、ウエーターを呼びましょう。

10

食事の途中ではナイフとフォークは皿の上へ「○の字」に置きます。食事が終わったときは皿の右側へ揃えて斜めに置きます。

11

トイレ等で中座するとき、膝の上のナプキンは軽くたたんで、椅子の上か「○○○○」に掛けるのが基本です。

12

退店時、ナプキンをキチンとたたみすぎると。サービスに「○○」があった、というメッセージになり、要注意です。

13

会計が済んだら、「くつろげました」「おいしかったです」等と、店のスタッフに「○○」の言葉をかけましょう。

14

和室の上座は床の間の前。床の間がない場合の上座は、部屋の造りにもよりますが、概ね入り口から見て奥の「○側」です。

15

高級座布団の前後・裏表ですが、縫い合わせがないほうが○で、糸の房が付いているほうが□です。裏返しで座らないように。

16

和食ではご飯が「○手前」、汁ものは「□手前」、刺身は「○奥」、焼きもの・煮ものは「○奥」に配置されます。

17

ご飯、みそ汁、どれを先に食べても結構ですが、先に「お○○」に手を出すのはＮＧ。「他にろくな料理がない」という意味に。

18

箸のタブーです。箸先をあちこち動かす「迷い箸」。口の中に箸を入れて舐める「○○○箸」。箸で突き刺す「刺し箸」。

19

同じく箸のタブー。箸で皿を寄せる「寄せ箸」。箸で食器の中をかき回す「○○○箸」。箸を食器の上に乗せる「渡し箸」。

20

にぎり寿司は箸で横に倒し、寿司の上下をはさみます。そして「○○」を下にして醤油をつければ、きれいに食べられます。

21

醤油皿に「○○○」を溶かし刺身をつける人がいますが、刺身に「○○○」を乗せ、醤油をつけて食べるほうが風味が増します。

22

上品そうに見える「○○」ですが、和食の作法としてはいけません。器を手に持って頂くのが基本です。

23

よく「○○○」をこすり合わせる光景を見ますが、明らかに作法違反です。

24

「○○○○」は手を拭くためのもの。口や顔、テーブルを拭くのはNG。テーブルに物をこぼしたら係の人を呼びましょう。

25

中華料理の円卓の上座は、入り口からいちばん遠い席です。第2席は上座の人の「○側」、3席は上座の人の「□側」です。

26

中華料理は「○○」の人から取り分けるのがマナーです。おかわりは全員が取り分けてからします。

27

円卓のターンテーブルは、ゆっくりと「○○回り」にします。自分の箸やグラスを置いておくと、回ってしまうのでご注意を。

28

円卓で立って遠くの料理を取ったり、「○○」の分を取るのはNG。ターンテーブルを回し、自分の分を取りましょう。

29

中国には様々な料理がありますが、とくに四大料理と言われるのは「北京料理」「上海料理」「広東料理」「○○料理」です。

30 「○○パーティー」では、壁際に並べられた椅子に座りっぱなしはマナー違反です。バッグ等で席を確保するのもいけません。

31 パーティーでの「○○テーブル」の前では長居せず、速やかに皿に盛り、後ろの人にゆずるのがマナーです。

32 料理を取るたびに、新しい取り皿を使いましょう。同じ皿ですと「別の○」が混じり、見た目も良くありません。

33 取り皿に料理を「○盛り」にするのは、はしたなく見られます。取り分けた料理はキチンと食べきり、残すのはＮＧです。

34 仲間同士でつつく「○」ですが、いくら親しい間柄と言っても、一度取りかけた具を元に戻すのは絶対に止めましょう。

35 取り分けるときに、自分の口をつけていないほうで取る「○○箸」はマナー違反。取り分け用にもう一膳もらいます。

36
焼き鳥は、「○」からはずして食べるほうが上品です。もちろん庶民的な店では豪快にそのまま食べましょう。

37
ラーメン等の麺をすすると「○○○」が飛んで困る場合、レンゲに一口分の麺を受けて食べるのも上品です。

38
パスタをフォークと「○○○○」を使って食べる人を見かけますが、正式にはフォークだけで巻き取り、口に運びます。

39
注文したワインのテイスティングでは、まず「○○○」・色・香り、そして味を確認。異常がない限り取り換えはタブーです。

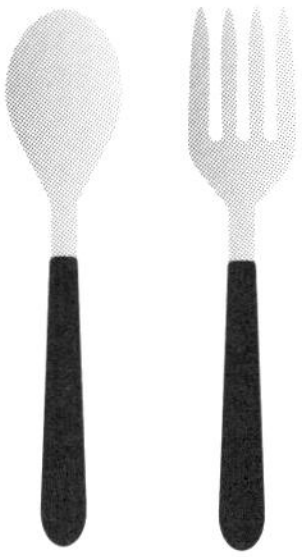

40

ビールや日本酒、ワイン等の基本的なアルコール度数を知っていますか？　線で結びましょう。

1・ビールの度数　　A・42度
2・日本酒の度数　　B・25度
3・焼酎の度数　　C・15度
4・ウイスキーの度数　　D・14度
5・ワインの度数　　E・5度

41

ワイングラスでの乾杯はグラスを合わせず、軽く持ち上げる程度で。ただし水を入れたグラスは×。「○○」を意味します。

42

ビールをつぐとき、液体と「○」の比率は7対3がベスト。ただし、つぎ足しは風味が落ちるので、できるだけしないように。

43

「これ以上飲めない、つがないで」という意思表示は、日本酒は「○」を伏せ、ビールやワインはグラスを手でふさぎます。

44

お茶やコーヒーを飲み終わったら、女性の場合、指や懐紙で「○○」のあとを消しておきます。

45

「○○○」を使うときは、口元を手や懐紙で隠すのがエチケット。ただし、欧米では人前でこれを使うことはマナー違反に。

46

歩き食いする「○○○プ」やタコ焼き等は、持ったまま他のお店に入らないのが、当たり前のマナーです。

47

食事の場では、政治や「○○」の話はできるだけ避けます。せっかくの楽しい場が、言い争いの場になってしまう恐れが。

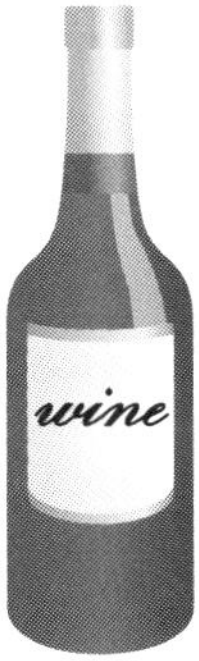

第3章　社会人としてのマナー&常識編【答え】

Ⅰ◎ビジネス・仕事関係のマナー&常識（42問）

1 人間関係
2 会釈
3 お先に失礼します
4 くん
5 どうも
6 目上　目下
7 ら抜き言葉
8 友達言葉
9 様
10 すみません
11 はい
12 うんうん
13 ペンまわし　貧乏ゆすり
14 最敬礼
15 分離礼
16 名刺交換
17 財布
18 出社時間
19 ミス（失敗）
20 清潔感
21 不快感
22 個性
23 靴
24 メイク（お化粧）
25 ノーメイク
26 ブランドバッグ
27 ひげ剃り
28 相談
29 メール
30 電話
31 3回
32 目上の人
33 玄関前
34 3回　2回
35 低い人　高い人
36 1～3
37 4
38 御中を消す
39 KK
40 今日は無礼講で
41 総務
42 2か月

Ⅱ◎一般の社会生活上のマナー&常識（45問）

1 公共の場
2 ヘッドホン

3 **傘**
4 **ベビーカー**
5 **声**
6 **横並び**
7 **ながら**　**ながら**メール
8 **オフ**
9 **多目的**トイレ
10 **2**千円　**3**千円
11 **神聖**な場所
12 **子供**
13 **湯船（浴槽）**
14 **バス**タブ
15 **10**％

16 **1**ドル　**2**ドル
17 **宗教**
18 **軍事**施設
19 **キャリー**バッグ
20 **チェック**イン
21 **ガウン**
22 **ツバ**
23 **髪**
24 **舌打**ち
25 **カップ**
26 **大きな（大きい）**声
27 **インフォームド**コンセント
28 お**中元**　お**歳暮**

29 **千**円
30 **御礼**
31 **社長**
32 **シクラメン**
33 **3**日
34 **草々**
35 **年賀状**
36 新年**明けまして**おめでとう
37 **朝**
38 **立秋**
39 **誤送信**
40 **深夜**
41 **メール**

42 **様**
43 **BCC**
44 **絵**文字
45 **A→8**　**B→1**
C→2　**D→4**
E→11　**F→5**
G→7　**H→9**
I→10　**J→12**
K→6　**L→3**

Ⅲ◎お付き合いのマナー&常識(44問)

1 **近所**
2 **上下**階　**真裏**
3 **千**円
4 **5**千円
5 **借用**書
6 **ゴミ**
7 近隣**トラブル**
8 **町内**会
9 **こんにちは**
10 **郵便**物
11 **現金(お金)**
12 **8**時頃
13 **深夜**
14 **ペット**
15 **フン(糞尿)**
16 六親等　三親等
17 **年賀状**
18 **1**か月
19 **喧嘩**
20 食物**アレルギー**
21 **相談**
22 **金品**
23 **1**週間
24 **素足(裸足)**
25 **名産(特産)**品
26 **地面**
27 **10**分
28 **床の間**
29 **遠い**席
30 **挨拶**
31 **敷居**
32 **手土産**
33 **食べきる(完食する)**
34 **2**時間
35 **玄関**
36 **トイレ**
37 **スリッパ**
38 **タオル**
39 **エプロン**
40 **毛**
41 **右**側　**左**側
42 **違う(別の)**飲み物
43 お**菓子**
44 **門**

Ⅳ◎和・洋・中~食事のマナー&常識(47問)

1 **料理**
2 **女性**
3 **椅子**
4 **箸**

5 ひじ
6 ナイフ
7 スープ
8 背
9 床
10 八の字
11 背もたれ
12 不満（落度）
13 感謝
14 右側
15 前　表
16 左手前　右手前
右奥　左奥
17 お新香

18 ねぶり箸
19 さぐり箸
20 ネタ
21 ワサビ
22 手皿
23 割り箸
24 おしぼり
25 左側　右側
26 上座
27 時計回り
28 他人
29 四川料理
30 立食パーティー
31 料理テーブル

32 別の味
33 山（大）盛り
34 鍋
35 逆さ箸
36 串
37 スープ
38 スプーン
39 ラベル
40 1→E　2→C
3→B　4→A
5→D
41 別れ
42 泡
43 盃

44 口紅
45 爪楊枝
46 クレープ
47 宗教

… 第4章 …

お付き合いや人生の節目で
恥をかいているかも?

冠婚葬祭・歳時のマナー&常識編

全126問

——自己採点しましょう——

正解は、漢字、ひらがな、カタカナ、数字とそれぞれですが、漢字の個所は、ひらがなでも正解とします。1問に二つ以上の答えが入る場合は、○、□、⬡、◯にしてあります。

▷100問正解 …… ★★★【大変よくできました】
▷ 80問正解 …… ★★☆【よくできました】
▷ 50問正解 …… ★☆☆【もう少し頑張りましょう】

1年の歳時のマナー&常識【44問】

1 お正月とは、元旦に「○○○くる」年神様をお迎えし、1年の無事を願う行事です。

2 初詣は昔、大晦日から元旦にかけ神社にこもった風習から、大晦日の夜に行ないましたが、現在は「○の内」に済ませます。

3 伝統的なお正月の遊びをあげるとしたら「羽根つき」「凧揚げ」「かるた」「○笑い」でしょうか。

4 「○餅」を開くとき、神様が宿っていますので「切る・割る・砕く」は禁句、刃物も使いません。木槌やめん棒を使います。

5 1月半ばの「○正月」とは、正月行事が終わって一息つく日です。昔は主婦が里帰りする風習もありました。

6

鬼は「○」にやってくると言われているので、豆まきは日が暮れてから家族全員で行なうのがしきたりです。

7

2月の最初の午の日を「○○」と言い、五穀豊穣を祈るため、全国の稲荷神社で「○○祭」が行なわれます。

8

お稲荷様に鎮座しているのは「○○○」ですが、稲荷神の使いとされています。

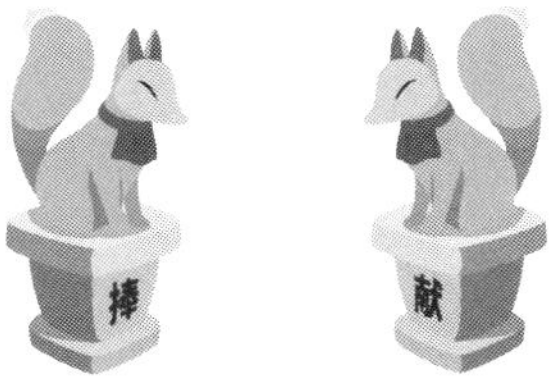

9

雛祭りで欠かせないお供え物と言えば、赤・白・緑の菱餅、もち米を蒸し乾燥させた雛あられ、そして「○酒」でしょう。

10

「雛○○」はその子のお守りなので、お下がりのものは避けましょう。その子のための○○を用意するのがしきたりです。

11

春分の日、いわゆるお彼岸の「彼岸」とは、阿弥陀仏が住み、先祖も眠る「○○浄土」という意味です。

12

奈良時代の昔、花見と言えば「○の花」を観賞することでした。桜の花が人気になったのは平安以降です。

13

5月に入りすぐに八十八夜を迎えますが、これは「○○」から数えて八十八日目で、農作業にとって重要な季節になります。

14

八十八夜は茶摘《つ》みの歌でも有名ですが、その頃に摘まれたお茶は「○○長寿」の効用がある新茶として、重用されてきました。

15

番茶は熱湯で入れ、煎茶は熱湯を少し冷ましてから急須に注ぎます。「○○」等の高級茶葉はぬるめのお湯でじっくりと。

16

鯉のぼりは、「鯉が滝を登って○になる」という中国の故事に由来し、男の子の立身出世を願い、飾られるようになりました。

17

雨が激しく降ったりカラッと晴れたりするのを「○梅雨」、しとしとと弱い雨が続くのを「□梅雨」と言います。

18

山は神聖な場所で、むやみに立ち入ることはできず、一定期間、信仰上の登山が解禁されます。これが「山○○」の起源です。

19

七夕に飾る「○○の短冊」ですが、緑＝木、赤＝火、黄＝土、白＝金、黒＝水という中国の陰陽五行に由来します。

20

地域によっても違いますが、お盆は7月○日～□日まで、あるいは8月の同じ日までの期間の二通りがあります。

21

盆棚に飾るのは「キュウリの○」と「ナスの□」です。先祖が早足の○に乗って来るように、遅足の□に乗って帰るように。

22

「御中元」を贈る時期は7月1日～15日までですが、それを過ぎ立秋までになった場合は表書きを「○○御見舞」とします。

23

7月の第3月曜日は「○の日」です。梅雨が明け、学校も夏休みに入り、子供たちにとっては楽しい日々です。

24

「○○の丑《うし》」にうなぎを食べるのは、売れなく儲かっていない鰻屋の相談を受けた「平賀源内」の発案と言われています。

25

日本の三大祭りとは、京都の「祇園祭」、大阪の「○○祭」、東京の「神田祭」です。

26

東北の三大（夏）祭りと言えば、青森の「ねぶた祭」、秋田の「竿燈《かんとう》まつり」、仙台の「○○まつり」です。

27

四十九日の忌明け後に初めて迎える盆を「〇〇」、あるいは初盆と言います。盆提灯、迎え火で精霊を祀《まつ》りましょう。

28

９月１日の「〇〇の日」は、１９２３年におきた関東大震災の教訓を忘れないように制定されました。

29

長寿を祝う「大還暦」とは、何歳のお祝いでしょうか？

30

秋の七草、一つでも言えますか？

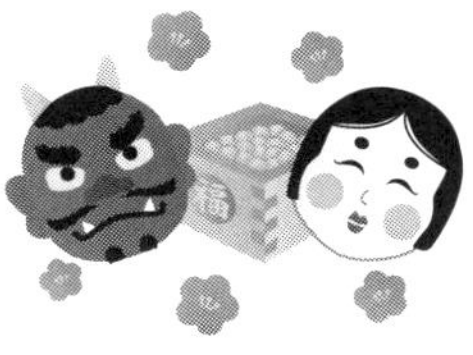

31
春分の日や秋分の日頃には、季節も過ごしやすくなってきますが、それを表わす慣用句です。「○○○○も彼岸まで」。

32
10月を「○○月」と呼ぶのは、各地の神様が会議のため出雲大社に集まり各地を留守にするため、と言う説が有名です。

33
留守神様と言われ、出雲に出張しない神様もいます。釣り竿や鯛を抱えた「○○○様」です。

34
国民の祝日「体育の日」は、何を記念して設けた日でしょうか？

35
十五夜の月見と、1か月後の十三夜の月見、どちらか一方だけの月見は「○月見」と呼び、縁起が悪いとされています。

36
十三夜の月見には大豆や栗をお供えしますので、「豆○○」あるいは「栗○○」と呼ばれています。

37

神社に参拝するとき、まず鳥居をくぐるには、中央でなく端に立ち、本殿に向かい「○○」します。帽子も脱ぐのが礼儀です。

38

11月23日の「○○○○の日」ですが、戦前は「新嘗祭《にいなめ》」と呼ばれた宮中行事で、五穀豊穣の恵みを祝う日でした。

39

酉の市で開運や商売繁盛を祈願して買う「縁起○○」は、年々大きなものに買い替えるのが良いと言われています。

40

お正月を迎えるには様々な準備が必要です。その準備に取り掛かるのが12月13日からの「正月事○○」です。

41

お正月の準備で最初にするべき習わしは「○○払い」です。今で言う大掃除でしょうか。

42

冬至《とうじ》には、「○○○○」や冬至粥、こんにゃく等を食べる風習があります。

43

冬至には「○○湯」に入ると風邪をひかないという言い伝えがあり、湯船にいくつか浮かべたりします。

44

大晦日から元旦にかけ、年をまたいでお参りすることを「○○参り」と呼び、今年の無事を感謝し、新年の幸せを祈願します。

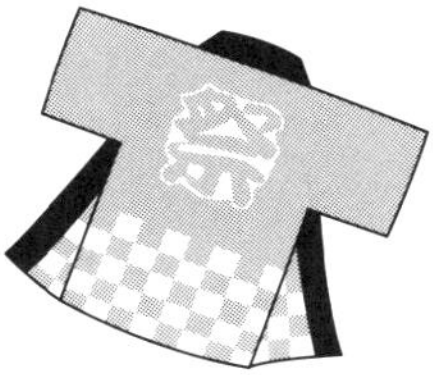

Ⅱ

節目とお祝いのマナー＆常識【39問】

1
祝儀袋にはお札の顔のあるほうを「○」に。不祝儀袋のときは逆になります。お札の天地は、いずれもお札の顔を下にします。

2
三三九度や七五三、3月3日、5月5日など、めでたい行事と同様に、慶事のお祝金も「○○」の金額を包むのがマナーです。

3
祝儀袋の中包みには「○数字」の「大字」で金額を書きます。これは、後に不正な修正等を防ぐ効果もあります。

4
大字を書けますか？
一→○　二→□　三→参　五→○　十→拾　万→○

5
表書きの「寸志」や「○謝」は目上の人から目下の人に使われるもの。通常は「謝礼」や「御礼」にするほうが無難です。

6

表書きの墨は、慶事には濃い墨で喜びを表わし、弔事には薄い墨で「○」で墨も薄くなりました、という意を表します。

7

表書きを四文字にするのは「○文字」を連想させ、タブーです。「祝 御結婚」「祝 御新築」のように祝と次の字を空けます。

8

出産祝いのお返しには、「○○の名前」を書きます。生まれたばかりの愛し子の名を知らせる目的があるからです。

9

出産祝いを贈る時期を逃し、日がたってから贈る場合、表書きは「祝 ご○○」等とするのが自然です。

10

昔は生後すぐに亡くなる赤ちゃんも多く、生まれて7日目に命名と同時にお祝いをしました。これを「お七○」と言います。

11

赤ちゃんの名前が決まれば「○○書」を書き、神棚や床の間に飾ります。赤ちゃんの名前を中央に、左に生年月日を記します。

12 元来、「お○参り」は父方の祖母が抱いてお参りします。都合によりできないときは、母方の祖母が抱くのがしきたりです。

13 地方により差がありますが、「お食い初め」は誕生から「○日後」に行なうのが一般的です。

14 「初○○」の飾りものは本来、お嫁さんの実家から贈るのがしきたりでしたが、近年は核家族化等から両家で負担します。

15 七五三で参拝する神社は、その家の「○神様」を祀る神社ですが、今では有名な神社や近くの神社に行く人も多くなりました。

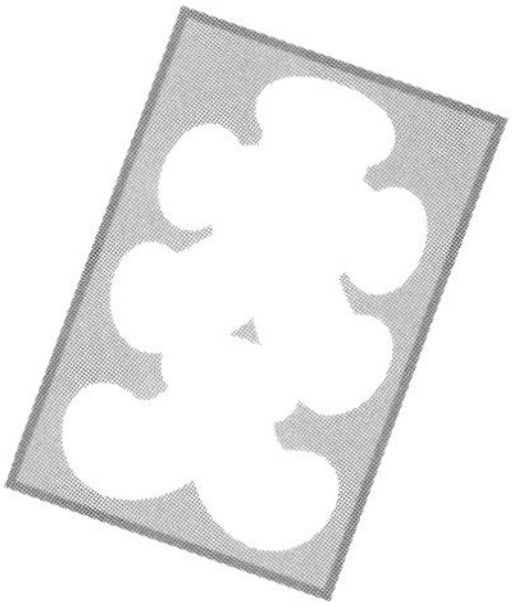

16

七五三は元来、「○○年」で祝う行事でしたが、現在は満年齢で祝う人が増えています。

17

進学祝い等の内輪のお祝いで、上司等の「○○関係」から贈り物を頂いた場合、基本的にはお返しはしなくてもＯＫです。

18

課長から副部長になる等、役職が上がるのが「昇進」。店長試験に合格する等、社内の等級や資格が上がるのは「昇○」。

19

「○○退職」した人に贈り物をする場合、今まで本人を支えてきた奥さんにも贈り物をする心遣いを見せましょう。

20

リストラで退職する人へ贈り物をするときの表書きは、無地の短冊に「こころばかり」「御○別」等とするのが礼儀です。

21

長寿のお祝いで、数え年80歳のお祝いは「傘寿」です。数え年で99歳のお祝いは「○○」と呼びます。

22

結婚記念日の名称と年数を線でつなぎましょう。

1・磁器婚式　　イ・10年
2・錫婚式　　ロ・20年
3・ルビー婚式　　ハ・25年
4・銀婚式　　ニ・40年
5・金婚式　　ホ・50年

23

男性の厄年は数えで「25歳」「42歳」「○歳」とされます。
女性の厄年は数えで「19歳」「33歳」「□歳」とされます。

24

厄年の中でも、大厄の年齢は男性「○歳」、女性「□歳」です。前後1年の前厄や後厄とともに生活に気をつけましょう。

25

長寿祝いの名称と年齢を線でつなぎましょう。

1・米寿　　イ・66歳
2・緑寿　　ロ・70歳
3・喜寿　　ハ・77歳
4・卒寿　　ニ・88歳
5・古希　　ホ・90歳

26

六曜を全て漢字で書けますか？
「先○」「○引」「○負」「○滅」「大○」「赤○」

27

六曜は根拠のない迷信と無視する動きもありますが、「結婚式は大安に」「葬儀は○○を避ける」等と気にする人は多いです。

28 祈願達成に使われるだるまですが、まずは「○目」を入れます。そして満願成就した折には「□目」を入れるのがしきたりです。

29 棟上げ式（建前）は、家の完成と無事を祈る儀式です。当日は「○○」や大工、とび職、左官等に酒や食べ物を振る舞います。

30 引っ越ししたときに蕎麦を配る風習がありますが、これには「○○○に参りました」という挨拶の意味が込められています。

31 新築祝いで物をお贈りする場合、先方の希望を聞くのが最良。間違ってもストーブ等「○」に関係する物は贈らないように。

32 新築祝いのお返しは、頂いた金額の「○分の1」から3分の1くらいの額が相場。建物に関連し、漆器等の器が好まれます。

33 開店・開業祝いには招き猫が喜ばれますが、右手を挙げた猫は商売繁盛、左手を挙げた猫は「○○万来」を叶えてくれます。

34
選挙で落選した人に贈り物をするのは控えましょう。どうしてもと言うのなら「祈捲土《けんど》○○」と表書きします。

35
出版記念のお祝いの表書きは「お祝い」でも結構ですが「祝○○」とすると、さまになります。

36
自著にサインする場所は、表紙の裏側の見開きが一般的です。「○○の銘」や気の利いたひと言をつけると喜ばれます。

37
自著を贈るときの表書きで「献上」は最高の言葉です。通常は「○○」「献呈」を使い、「贈呈」は会社・団体等に使います。

38
病気見舞いと言えば「○○」や花が思い浮かびますが、花を禁止している病院もあり、病気の症状により注意が必要です。

39
本人が見舞ってほしくない場合もあり、ご家族に確認を。また、長時間の見舞いはマナー違反。「○分」以内に。

Ⅲ

結納から結婚のマナー＆常識【24問】

1 お見合い相手に自分の住所や家族、履歴等を書いたものを写真に添えて渡しますが、これを「○○」と言います。

2 結納とは元々、両家で「○○関係」を結ぶため、一同に会して飲食をする酒肴の席、またはその祝いの席の事でした。

3 結納品のなかの熨斗《のし》は、本来、長寿の象徴とされる「○○○」を干して、長く伸ばしたものでした。

4 頂いた結納品は、「○○式」の当日まで、床の間や応接室等に飾っておきます。また、親戚や近所の人に披露したりします。

5 昔、男性側から贈る結納金は「○料」、女性側からのお返しは「袴料《はかまりょう》」と呼んだ時代がありました。

6 男性側からの結納金は、給料の「○～□か月分」が常識的ですが、金額の多寡が愛情の度合いを表わすものではありません。

7 女性側から結納金のお返しをしないところもありますが、関東の「○返し」、関西の一割返し等が知られています。

8 仲人になったからといって、新郎新婦にお祝いを奮発する必要はありません。式の「○週間」～1か月までに渡しましょう。

9 結婚祝いには現金を贈るのが一般的ですが、「○○」になるような品物を贈るのも喜ばれます。

10 正式な披露宴ではない略式の食事会等に招待された場合、「○○代」＋お祝いの気持ち程度の金額を包むのが通例です。

11 会費制の結婚式で、受付で現金を裸で渡すのも気が引ける場合、「○封筒」に表書きを会費とし、名前を小さく書きます。

12

披露宴での「○○○○」や電報で気をつけたいのは次のような忌《い》み言葉です。「別れる・離れる・切れる・終わる・去る」等。

13

父親の正礼装は、昼なら「○○○○○」、夜なら燕尾《えんび》服。和服の場合は黒紋付の羽織袴です。

14

母親の正礼装は、アフタヌーンドレスやイブニングドレス。和服の場合は「○○」です。

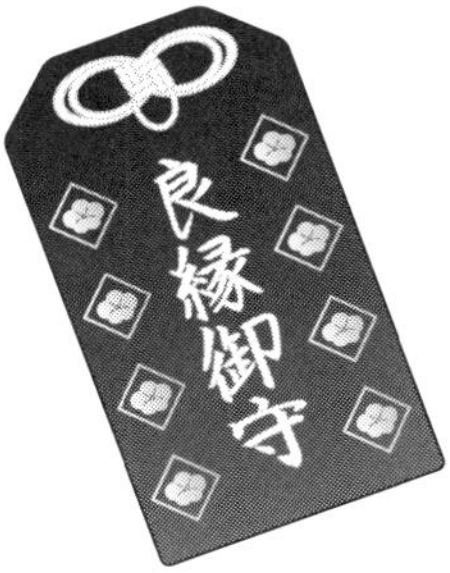

15

神社で挙式した場合、挙式料のほかに「○○」等の神官に対してもお礼をするのがマナーです。

16

教会で挙式した場合、挙式料の代わりにそれ相応の額を教会に「○○」するのがマナー。神父や牧師には別にお礼を。

17

結婚式での受付や司会等をしてくれた友人・知人へのお礼は、できれば「○○○前」に、謝礼として渡すのが礼儀です。

18

結婚式場の係の人（介添え人・美容師・着付けの方・ボーイ・運転手等）に渡すご祝儀の相場は「○千円」～１万円位です。

19

招待した主賓にはとくにお礼を渡たす必要はありませんが、感謝の意で「お○○」として相応の金額を包むのもありです。

20

式終了時に受け取る引き出物は「○○○○」であり、出席者全員に一律に配られるのが通例です。

21

披露宴に出席して頂いた方には、「○○○○」をする必要はありません。

22

披露宴に出席していない方からお祝金を頂いた場合、その「○○程度」の品物を内祝いとしてお返しするのが一般的です。

23

親の友人から頂いたお祝いへのお返しの「名入れ」は、新郎の「○○」と新婦の名を書きます。

24

結婚後、夫の両親と同居する場合や近くに住む場合は、「○」と同行し近所の挨拶に出向いたほうが好印象をもたれます。

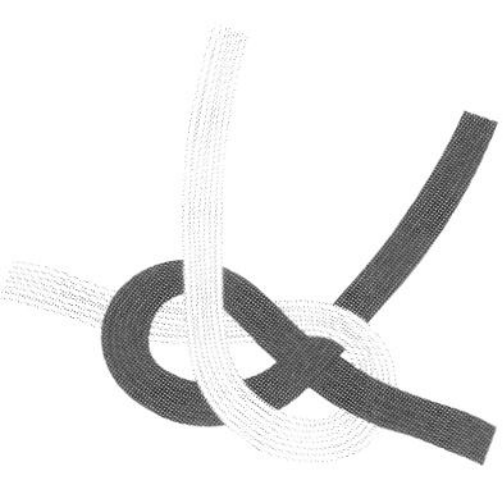

IV

通夜・葬式のマナー&常識【19問】

1 通夜は昔、亡くなった方を葬る前に一晩寝ずに過ごしたのですが、今は「○通夜」と言い午後9時頃には終わるのが通例です。

2 「会葬御礼」はわざわざ来て頂いた方へのお礼で、「○○返し」とは別物ですが、当日、両方を一緒に渡すところもあります。

3 通夜や葬儀に行けないとき、香典は葬儀場あるいは自宅、このどちらに送ればいいでしょう?

4 仏式、神式、キリスト教式のどれも関係なく使える不祝儀袋の表書きは「御○○」です。

5 近親者だけの「○葬」には行かないのが礼儀です。後日、お別れの会が催される場合もありますから、それに出席します。

6

葬儀委員長や世話人には後日お礼をします。また、様々な雑用を手伝ってくれた方にはその場で「○」と書いたお礼をします。

7

お寺や僧侶にはお車代と、後日「お○○（戒名料を含む）」を渡すのが一般的な常識です。最近は当日一緒に渡す事も。

8

問7を渡すときは手渡しではなく、お盆やお盆代わりの「○○折り」に載せて差し出すと、きれいで丁寧な所作に。

9

戒名は「○号」・道号・戒名・位号からなります。浄土真宗では戒名とは呼ばず、「□名」を用います。

10
戒名の相場は位号が「信士・信女」で○万〜50万円。「居士・大姉」で□万〜70万円くらいです。

11
葬式のときの「○分の1」程度が相場です。

12
四十九日法要の僧侶へのお布施は、故人の遺志であれば、戒名をつけなくても構いません。生前の名前の「○○」で通すこともあります。

13
高額の香典へのお返しは、一般的に「○返し」ですが、3分の1程度でも大丈夫です。

14
「○電」や生花、花環を供えてくださった方には、後日、挨拶状等で返礼の意を伝えておきましょう。

15
「偲ぶ会」「お別れの会」には食事代と供養代を合わせた額を、「御○」という表書きで持参しましょう。

16

通常、一周忌以降の年忌法要は、三回忌、七回忌、「〇〇回忌」が欠かせません。

17

キリスト教の葬儀では白い花の献花をしますが、今では「〇〇」の代わりに「御花料」を贈ります。蓮の模様の袋はタブーです。

18

喪中の1年間は慶事を慎む期間ですが、神道では五十日祭の「〇〇」が明ければ、通常の生活に戻るのが一般的です。

19

近親者や親しい人だけで執り行なう「〇〇葬」は、葬儀や宗教に対する意識の変化にともない、急速に増えています。

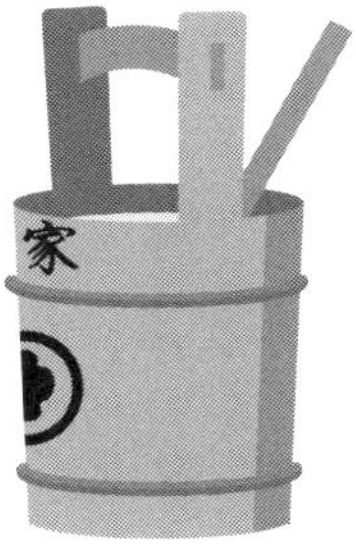

第４章　冠婚葬祭・歳時のマナー&常識編【答え】

Ⅰ◎１年の歳時のマナー&常識（44問）

1 **降り**てくる
2 **松**の内
3 **福**笑い
4 **鏡**餅
5 **小**正月
6 **夜**
7 **初午**《はつうま》／**初午**祭
8 **きつね**
9 **白**酒
10 雛**人形**
11 **極楽**浄土
12 **梅**の花
13 **立春**
14 **不老**長寿
15 **玉露**
16 **龍（竜）**
17 **男**梅雨／**女**梅雨
18 山**開き**
19 **５色**
20 **13**日～**16**日
21 **馬**／**牛**
22 **暑中**御見舞
23 **海**の日
24 **土用**の丑
25 **天神**祭
26 **七夕**まつり
27 **新盆**《にいぼん》
28 **防災**の日
29 **120歳**
30 **女郎花**《おみなえし》、**尾花**、**桔梗**、**撫子**《なでしこ》、**藤袴**、**葛**、**萩**
31 **暑さ寒さも**彼岸まで
32 **神無**月
33 **恵比寿**様
34 **東京オリンピック**の開会式
35 **片**月見
36 豆**名月**／栗**名月**
37 **一礼**
38 **勤労感謝**の日
39 縁起**熊手**
40 正月事**始め**
41 **すす**払い
42 **かぼちゃ**
43 **ゆず**湯
44 **二年**参り

Ⅱ◎節目とお祝いのマナー＆常識（39問）

1 **表**
2 **奇数**
3 **漢**数字
4 **壱**　**弐**　**伍**　**萬**
5 **薄**謝
6 **涙**
7 **死**文字
8 **子**供の名前
9 祝 ご**成長**
10 お七**夜**
11 **命名**書
12 お**宮**参り
13 **百**日後
14 初**節句**
15 **氏**神様
16 **数え**年
17 **会社**関係
18 昇**格**
19 **定年**退職
20 御**餞**別
21 **白寿**
22 **1→ロ**　**2→イ**　**3→ニ**　**4→ハ**　**5→ホ**
23 **61**歳　**37**歳
24 **42**歳　**33**歳
25 **1→ニ**　**2→イ**　**3→ハ**　**4→ホ**　**5→ロ**
26 先**勝**　**友**引　**先**負　仏滅　大**安**　赤**口**
27 葬儀は**友引**を避ける
28 **左**目　**右**目
29 **棟梁**
30 **おそば**に参りました
31 **火**
32 **2**分の1
33 **千客**万来
34 捲土**重来**
35 祝 **上梓**
36 **座右**の銘
37 **謹呈**
38 **果物**
39 **30**分

Ⅲ◎結納から結婚のマナー＆常識（24問）

1 **釣書**
2 **姻戚**《いんせき》関係
3 **あわび**
4 **結婚**式

5 **帯**料
6 **2~3**か月分
7 **半**返し
8 **1**週間
9 **記念**
10 **食事**代
11 **白**封筒
12 **スピーチ**
13 **モーニング**
14 **留袖**
15 **神主**
16 **献金**
17 **披露宴**前
18 **5**千円
19 お**車代**
20 **おみやげ**
21 **お返し**
22 **半額**程度
23 **姓名(氏名)**
24 **姑**

Ⅳ◎通夜・葬式のマナー&常識(19問)

1 **半**通夜
2 **香典**返し
3 **自宅**
4 御**霊前**
5 **密**葬
6 **志**
7 お**布施**
8 **菓子**折り
9 **院**号　**法**名
10 **30**万　**50**万
11 **5**分の1
12 **俗名**
13 **半**返し
14 **弔**電
15 御**偲**
16 **十三**回忌
17 **生花**
18 **忌中**
19 **家族**葬

… ★ …

日々の行動パターンのチェックで、
脳の元気度がわかる！

アレッ!? と思ったら、
即自己診断し、
もの忘れ現象を解消。

自分でできる脳の健康・認識度、チェック項目	全くない	時々ある	頻繁にある	点数
1 前の日、何時に目覚めたのか、覚えていない事がある	0点 □	1点 □	2点 □	
2 前の日、何回トイレに行ったのか、記憶が定かでない事がある	0点 □	1点 □	2点 □	
3 前の日、朝・昼・晩の食事は何だったか、すぐ思い出せない事がある	0点 □	1点 □	2点 □	
4 生活習慣病があるのだけど、処方薬を飲み忘れる事がよくある	0点 □	1点 □	2点 □	
5 前の日、何時に就寝したのか、よく覚えていない事がある	0点 □	1点 □	2点 □	
6 家の鍵や車のキーなど、どこに置いたのか慌てる事がある	0点 □	1点 □	2点 □	

このページの合計点数 □

自分でできる脳の健康・認識度、チェック項目	全くない	時々ある	頻繁にある	点数
7 財布やメガネをどこに置いたのか、探しまわる事がある	0点 □	1点 □	2点 □	
8 外出したあと、風呂のガス火を閉じたのか、不安になる事がある	0点 □	1点 □	2点 □	
9 両親の誕生日が、すぐ答えられない事がある	0点 □	1点 □	2点 □	
10 伴侶の誕生日が、すぐ答えられない事がある	0点 □	1点 □	2点 □	
11 結婚記念日が、すぐ答えられない事がある	0点 □	1点 □	2点 □	
12 子供の誕生日や血液型を、すぐ答えられない事がある	0点 □	1点 □	2点 □	

このページの合計点数 □

自分でできる脳の健康・認識度、チェック項目	全くない	時々ある	頻繁にある	点数
⑬ 携帯電話を家に忘れ、外出先から家族に連絡できない事がある	0点 □	1点 □	2点 □	
⑭ キャッシュカードのパスワードを、すぐに思い出せない事がある	0点 □	1点 □	2点 □	
⑮ コンビニで宅急便を出すとき、自分の電話番号や郵便番号がすぐ出てこない	0点 □	1点 □	2点 □	
⑯ デジカメや携帯電話、メガネ、傘などを、よくなくす事がある	0点 □	1点 □	2点 □	
⑰ 友人たちとの歓談の場で、著名人の名が出てこない事がある	0点 □	1点 □	2点 □	
⑱ 家族や周りの人から、「いつも同じ事を聞く」とよく言われる	0点 □	1点 □	2点 □	

このページの合計点数 □

自分でできる脳の健康・認識度、チェック項目	全くない	時々ある	頻繁にある	点数
19 小学校で習った漢字が、読めるけど書けない事がある	0点 □	1点 □	2点 □	
20 5分前に聞いた話が何だったか、思い出せない事がある	0点 □	1点 □	2点 □	
21 会って話そうと約束していた日時を、よく間違う事がある	0点 □	1点 □	2点 □	
22 航空チケットや特急電車などの切符の予約・購入で、とまどう事がある	0点 □	1点 □	2点 □	
23 今日が何月何日・何曜日か、スッと出てこない事がある	0点 □	1点 □	2点 □	
24 冷蔵庫に、賞味期限切れの飲み物や食べ物が眠っている事が……	0点 □	1点 □	2点 □	

このページの合計点数 □

自分でできる脳の健康・認識度、チェック項目	全くない	時々ある	頻繁にある	点数
25 伴侶に内緒の手紙やヘソクリを隠していたのに、場所が思い出せない	0点 □	1点 □	2点 □	
26 大事な事だと相手に伝えたのに、その話を忘れている事がある	0点 □	1点 □	2点 □	
27 相手に伝えたい言葉が、すぐに出てこない事がある	0点 □	1点 □	2点 □	

このページの合計点数 □

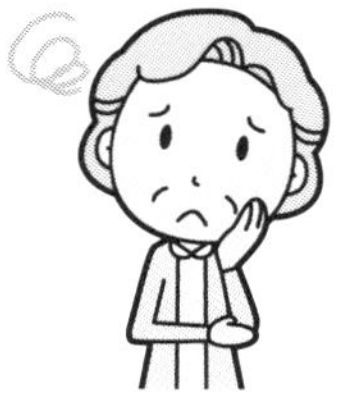

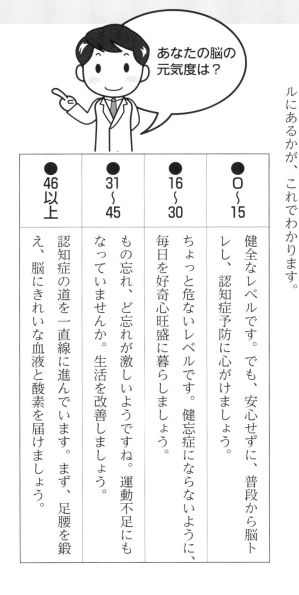

□にチェックを入れ、数字を合計して下さい。あなたの脳の健康度は、どのレベルにあるかが、これでわかります。

●0〜15	健全なレベルです。でも、安心せずに、普段から脳トレし、認知症予防に心がけましょう。
●16〜30	ちょっと危ないレベルです。健忘症にならないように、毎日を好奇心旺盛に暮らしましょう。
●31〜45	もの忘れ、ど忘れが激しいようですね。運動不足にもなっていませんか。生活を改善しましょう。
●46以上	認知症の道を一直線に進んでいます。まず、足腰を鍛え、脳にきれいな血液と酸素を届けましょう。

●ど忘れ現象を防ぐ会
歳を重ねるにつれ、思い出しづらくなっていく記憶や情報、知識を、どうすればスムーズに思い出せるのか、忘れっぽい脳の鈍化をどう防ぐのかを、日々ゲーム感覚で研鑽している中高年の研究会。

会員には、ライターや編集者、介護職員、会社役員、飲食店店主など、多士済々のメンバーが名を連ねている。代表者は、元・総合出版社の編集総責任者の松田順三が務める。

著書に『もの忘れ、認知症にならない 思い出しテスト』『もの忘れ、認知症にならない 中学社会 思い出しテスト』『もの忘れ、認知症にならない 漢字 思い出しテスト』『もの忘れ、認知症にならない 新・思い出しテスト』『もの忘れ、認知症にならない 有名人穴埋めテスト』（いずれも弊社刊）がある。

もの忘れ、認知症にならない
常識 思い出しテスト

2015年8月12日　第1刷発行
2016年3月31日　第4刷発行

編　者――ど忘れ現象を防ぐ会

発行人――杉山　隆

発行所――コスモ21
〒171-0021　東京都豊島区西池袋2-39-6-8F
☎03（3988）3911
FAX03（3988）7062
URL http://www.cos21.com/

印刷・製本――中央精版印刷株式会社

ISBN978-4-87795-320-1 C0030